フレイル対策シリーズ④

生活習慣病と健康長寿・フレイル対策

監修　葛谷 雅文
　　　楽木 宏実
編集　荒井 秀典

先端医学社

シリーズ発刊に寄せて

　健康で長寿を達成するために，若い時からの健康管理，定期的な医療機関の受診，健康志向の高い食品の摂取や運動など，さまざまなことが考えられ，それぞれに重要である．高齢に至ってからはとくにフレイル対策が重要であり，国を挙げて推進すべき課題でもある．本シリーズは，健康長寿を達成するために，またフレイル対策を推進するために，個人の努力に加え，医療関係者や介護関係者が多職種協働して対策することを願って企画したものである．POINT と図表だけで概要が理解できるような工夫や平易な表現を心がけた．本シリーズの基本編で全体像を把握いただき，今後順次発行予定のシリーズ各論で理解をより深めていただきたい．健康長寿に興味のある一般の方や学生を含めて幅広い方々に読んでいただき，ご自身のために，患者さんのために，国民のために，日本の将来構築のために活かしてもらえれば幸いである．

監修　葛谷　雅文　楽木　宏実

序文

　糖尿病，脂質異常症，高血圧などの生活習慣病に関するガイドラインは整備されている．高齢生活習慣病患者の増加に伴い，エビデンスも蓄積され，「高齢者」に対する生活習慣病管理に関しても，項を別にして記載されることが増えている．しかしながら，これらのガイドラインにおける推奨は健常な高齢者を対象とした臨床試験から得られた知見をもとに作成されており，フレイル高齢者，要介護高齢者を対象とした推奨はほとんどなされていないのが現状である．一方で，生活習慣病はフレイル，生活機能障害のリスクであることから，その適切な管理によりフレイルを予防し，健康寿命の延伸を図るという視点が必要である．ところが，現在の多くのガイドラインではそのような視点からの記載に欠けているのも事実である．すなわち，疾患管理の改善により複数の生活習慣病をもちながら，高齢になった患者の管理をどうおこなうべきかについての指針は十分ではなく，また多くの老年症候群を合併した生活習慣病の管理に対する指針も十分に整備されているとは言いがたい．本対策シリーズでは高齢者の生活習慣病に対するアプローチとして，高齢者に対する包括的な評価とともにフレイルの予防・介入という視点からまとめられており，読者のニーズに応えるものと自負している．

2020 年 12 月

編集　荒井　秀典

CONTENTS

PART 1 生活習慣病 概論

1. 生活習慣病の分類・高齢者の特徴 ……………………………（田村嘉章）　2
2. 生活習慣病管理の意義と重要性 ……………………………（荒井秀典）　10

PART 2 高齢者のスクリーニング

1. こんな訴えには要注意！ ……………………………………（岩本俊彦）　18
　Column　身長と QOL ……………………………………………（井口昭久）　27
2. 生活習慣病と高齢者の総合機能評価 ………………………（長谷川浩）　28
　Column　老人と保育目標 ………………………………………（井口昭久）　40

PART 3 各疾患に対する治療とフレイル

1. 高血圧の治療とフレイル ……………………………（池田義之，大石　充）　42
2. 糖尿病の治療とフレイル ……………………………………（荒木　厚）　47
3. 高齢者脂質異常症の治療とフレイル ………………………（南　　学）　57
4. 肥満症・メタボリックシンドロームの治療とフレイル ……（西澤　均）　64
5. 高尿酸血症の治療とフレイル ………………………………（土橋卓也）　72

PART 4 生活支援に根ざした介入

1. 食生活を見直そう ……………………………………………（木下かほり）　80
2. 生活に取り入れたい運動療法 ………………………（木庭新治，松本有祐）　87
3. 生活を見直そう 喫煙・飲酒など …………………………（飯田真美）　95
4. 生活習慣病患者への服薬支援 ………………………………（溝神文博）　101
5. 生活習慣病患者とのコミュニケーション …………………（井手口直子）　110

PART 5 地域で支える取り組み・連携

1. 地域包括ケアにおける医療スタッフの役割と連携 ………… （和田泰三） 118
   Column 延命の先 …………………………………………… （大島伸一） 123
   Column 社会の中の認知症とフレイル ……………………… （横手幸太郎） 124
2. 地域資源の活用 ……………………………………………… （清家　理） 125
3. 保健指導 ……………………………………………………… （野口　緑） 132
4. 入退院・通院における患者サポート ……………………… （隈村綾子） 136
5. 老健施設における患者サポート …………………………… （大河内二郎） 140

付録　知っておきたいフレイル・ロコモ・サルコペニアの概念 ……… 146
索引 ……… 150

● 協力いただいたコメント者（多職種の視点）

高橋　陽介	国際医療福祉大学塩谷病院リハビリテーション室 理学療法士	
老本名津子	京都大学医学部附属病院薬剤部 薬剤師	
藤原　優子	大阪大学医学部附属病院糖尿病ケア・看護外来 看護師	
安永　勝代	製鉄記念八幡病院 管理栄養士	
川嶋　修司	国立長寿医療研究センター老年内科/代謝内科 医師	
島津　弘美	岐阜県総合医療センター看護部 看護師	
森山　智晴	国立長寿医療研究センターもの忘れセンター（元）看護師	
柴田　晶子	京都府向日市健康推進課 課長・保健師	

執筆者一覧

▎ 監修

葛谷　雅文　名古屋大学大学院医学系研究科地域在宅医療学・老年科学 教授
楽木　宏実　大阪大学大学院医学系研究科老年・総合内科学 教授

▎ 編集

荒井　秀典　国立長寿医療研究センター 理事長

▎ 執筆者 (掲載順)

田村　嘉章　東京都健康長寿医療センター糖尿病・代謝・内分泌内科 専門部長
荒井　秀典　国立長寿医療研究センター 理事長
岩本　俊彦　国際医療福祉大学塩谷病院高齢者総合診療科 部長
井口　昭久　愛知淑徳大学健康医療科学部 教授
長谷川　浩　杏林大学医学部総合医療学・救急総合診療科 臨床教授
池田　義之　鹿児島大学大学院医歯学総合研究科心臓血管・高血圧内科学 講師
大石　充　鹿児島大学大学院医歯学総合研究科心臓血管・高血圧内科学 教授
荒木　厚　東京都健康長寿医療センター糖尿病・代謝・内分泌内科 副院長
南　学　京都大学医学部附属病院先端医療研究開発機構 准教授
西澤　均　大阪大学大学院医学系研究科内分泌・代謝内科学 講師
土橋　卓也　社会医療法人製鉄記念八幡病院 院長
木下かほり　国立長寿医療研究センター老年学・社会科学研究センター
木庭　新治　昭和大学医学部内科学講座循環器内科学部門 教授
松本　有祐　昭和大学病院リハビリテーションセンター
飯田　真美　岐阜県総合医療センター 副院長/内科部長
溝神　文博　国立長寿医療研究センター薬剤部
井手口直子　帝京平成大学薬学部薬学科 教授
和田　泰三　医療法人理智会たなか往診クリニック 副院長
大島　伸一　国立長寿医療研究センター 名誉総長
横手幸太郎　千葉大学大学院医学研究院 内分泌代謝・血液・老年内科学 教授
清家　理　京都大学こころの未来研究センター上廣寄付研究部門 講師
　　　　　　国立長寿医療研究センターもの忘れセンター 外来研究員
野口　緑　大阪大学大学院医学系研究科公衆衛生学 招へい准教授
隈村　綾子　京都大学医学部附属病院地域ネットワーク医療部
大河内二郎　介護老人保健施設竜間之郷 施設長

PART 1

生活習慣病 概論

1

生活習慣病の分類・高齢者の特徴

　生活習慣病とは，過食，運動不足，塩分過多，喫煙など，生活習慣の乱れによって引き起こされるさまざまな疾患を指す．具体的には，高血圧，耐糖能異常（糖尿病），脂質異常症，肥満，メタボリックシンドローム，高尿酸血症などが生活習慣病の範疇に入ると考えられる．ここでは，その成因や分類，高齢者における特徴などについて概説する．

生活習慣病の成因

　生活習慣病の成因の中心には，肥満，特に内臓脂肪の蓄積がある．内臓脂肪の蓄積は，脂肪細胞から分泌される生理活性物質（アディポサイトカイン）の変化，たとえば，TNF-α の増加やアディポネクチンの減少をきたし，インスリン抵抗性や高インスリン血症をもたらす[1]が，これがさまざまな代謝異常の引き金となる（図❶）．高齢者においては，内臓脂肪の蓄積だけでなく，筋肉量の減少もインスリン抵抗性の原因となる．しかしながら，生活習慣病と認識される各疾患の原因がすべて内臓脂肪の蓄積やインスリン抵抗性によるわけではない．遺伝的背景や，内分泌疾患などによる二次性の例も少なからず存在するため，このような例を見逃さないことも重要である．

生活習慣病の分類

1. 高血圧

　高血圧は，収縮期血圧 140 mmHg 以上または拡張期血圧 90 mmHg 以上（または降圧薬服用者）と定義される．高血圧は，心血管疾患や脳卒中の発症リスクとなる．高血圧をきたす原因として，加齢のほか，塩分摂取，肥満がある．かつてのわが国では塩分の過剰摂取が原因の高血圧が多かったが，近

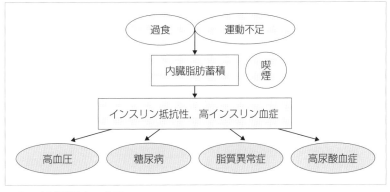

図❶　生活習慣病の成因

年では肥満，インスリン抵抗性を伴う高血圧の頻度が上昇している．肥満，インスリン抵抗性は，交感神経の緊張，高インスリン血症による腎でのナトリウム貯留などの機序を介して血圧を上昇させる．慢性的な高血圧は動脈硬化や腎硬化をもたらすが，これらは心肥大をきたし，更なる血圧上昇をきたす．

2. 糖尿病

　生活習慣病にともなう糖尿病は，インスリンの作用不足を主体とする2型糖尿病である．糖尿病は，糖尿病型とされる高血糖が別の日に2回確認されるか，1回でも HbA1c≧6.5％，糖尿病の典型的症状，あるいは網膜症が確認されれば診断される．インスリン抵抗性は筋での糖の取り込み障害をきたすため耐糖能異常の原因となるが，これに対する膵β細胞のインスリン分泌の代償が効かなくなることによって糖尿病が発症すると考えられる．糖尿病における持続する高血糖は網膜症，腎症，神経障害などに代表される血管合併症をきたす．インスリン抵抗性が強い症例においては，他の動脈硬化リスクも併せ持っていることが多く，冠動脈疾患などの大血管症のリスクも高い．

3. 脂質異常症

　脂質異常症は，LDL-コレステロール（LDL-C）≧140 mg／dl，HDL-コレステロール（HDL-C）<40 mg／dl，トリグリセライド（TG）≧150 mg／dl, non

表❶ メタボリックシンドロームの診断基準

内臓脂肪蓄積（必須項目）
- ●ウエスト周囲径　男性≧85 cm，女性≧90 cm

上記に加え以下のうち2項目以上
- ●TG≧150 mg／dl かつ／または HDL-C＜40 mg／dl
- ●収縮期血圧≧130 mmHg かつ／または 拡張期血圧≧85 mmHg
- ●空腹時血糖≧110 mg／dl

（文献2より引用）

HDL-コレステロール（non-HDL-C）≧170 mg／dl のいずれかを満たすものと定義される．LDL-C は動脈硬化惹起リポタンパクとして重要であるが，高 TG 血症，低 HDL-C 血症が特にインスリン抵抗性と関連する．インスリン抵抗性は，TG リッチリポタンパクを分解するリポタンパクリパーゼの活性を低下させるため，TG が高値となり，同時に HDL-C も低下する．一方，小型で高密度の LDL（small, dense LDL）が増加するが，これは酸化されやすく，動脈硬化惹起性が極めて高い．

4. 肥満，メタボリックシンドローム

　日本肥満学会の診断基準では，肥満は BMI を測定し，BMI 18.5 以上 25 未満を「普通体重」，25 以上が「肥満」，18.5 未満は「低体重」としている．

　メタボリックシンドロームは，インスリン抵抗性を背景に，内臓脂肪蓄積に代謝異常を複数併発したものを指す概念であり，心血管疾患のハイリスク群とされる．日本の診断基準では，腹囲の増加を必須条件とし，これに耐糖能異常，高血圧，脂質異常症（低 HDL）のうち，2項目以上を含むものである（表❶）[2]．一方，海外の基準では腹囲の値や腹囲を必須とするかなどが異なり，どの基準で診断されたものか注意を要する．

5. 高尿酸血症

　高尿酸血症は，血漿中の尿酸濃度が 7.0 mg／dl 以上のものと定義され，メタボリックシンドロームをはじめ他の生活習慣病と合併しやすい．飲酒や過食，プリン体の多い食品の摂取がリスクとなるが，高インスリン血症が尿酸

の再吸収を亢進するほか，肝臓での TG 合成と並行してプリン体の合成も高まるとの報告がある．高尿酸血症は，尿酸塩の関節内への沈着により惹起される関節炎である痛風関節炎や，腎や尿路への沈着による痛風腎，尿路結石の原因となる．冠動脈疾患との関連も認められる．

▌▌▌ 高齢者における生活習慣病の疫学と特徴

　厚生労働省の国民健康・栄養調査の結果[3]などをもとに，以下に高齢者における生活習慣病の疫学的，生理的特徴を述べる．また現在，日本老年医学会により，高齢者に特化した生活習慣病の診療ガイドラインの作成が進められている．2017 年の高血圧[4]，糖尿病[5]，脂質異常症[6]のガイドラインに続き，2018 年には肥満症のガイドラインも作成された[7]．ここではいくつかのエビデンスを紹介する．

1．高血圧

　高血圧有病者は年齢とともに増え，70 歳以上では 7 割以上である．しかし，最近の減塩志向と受診投薬の機会の増加により，70 歳以上で投薬を受けているものの割合は増えているが，収縮期血圧 140 mmHg 以上のものの割合は近年減ってきている．なお，高齢者では脈圧が大きいものが多いほか，圧受容体反射や自律神経機能低下のものが多く，血圧変動が大きいものや起立性低血圧を伴うものが多い．高齢者でも降圧療法により心血管イベントのリスクが低下するとする数多くの報告がみられる[4]．

2．糖尿病

　糖尿病の罹病率も年齢とともに増え，70 歳以上で「糖尿病が強く疑われる者」と「糖尿病の可能性が否定できない者」の合計の割合は約 4 割に達して

POINT

● 生活習慣病とは，過食，運動不足，塩分過多，喫煙など，生活習慣の乱れによって引き起こされるさまざまな疾患を指す．

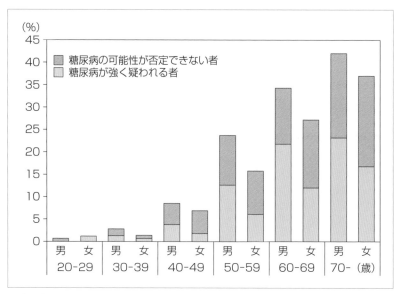

図❷ 糖尿病が強く疑われる者および糖尿病の可能性が否定できない者の年齢別割合（%）

（文献3より引用作成）

おり（図❷），ここ数年頭打ちではあるが絶対数は増加していると考えられる．高齢者では膵 β 細胞の機能が低下し，インスリン分泌の低下を伴っているものも多い．初期には食後のインスリン分泌（追加分泌）が低下し，食後の高血糖を示すが，徐々に空腹時も上昇する．運動量の低下は筋による糖利用の減少をきたし，さらに筋肉量の減少により耐糖能の悪化をきたす．高齢者糖尿病患者では罹病期間が長く合併症が進行していることが多い．また治療による低血糖が生じても自覚症状が乏しいことが多く，注意が必要である．糖尿病における HbA1c の上昇は心血管死亡リスクと関連するが，75 歳以上ではその関連が乏しくなる[8]．高齢者糖尿病の高血糖は認知症，ADL 低下のリスクとなるが，重症低血糖もまたこれらのリスクとなる[5]．

3. 脂質異常症

　脂質異常症疑いも年齢とともに増えるが，加齢による脂質の変化は，その

内容，性によって異なる．HDL-C は男女とも加齢とともに低下し，特に男性高齢者で低値のものが著明に多い．TG 高値のものも男性で女性より多く，男性では 60 歳前後にピークがあるが，女性では 60 歳以降でも頻度が低下しない．一方，総コレステロール（TC）や LDL-C は女性のほうが男性より高値のものが多い傾向があり，いずれも 60 歳前後でピークを迎え，高齢者では高値のものは少なくなり，むしろ低値のものが増える．TC や LDL-C の低値は低栄養の指標となると考えられ，注意が必要である．最近，75 歳以上の高齢者に対するエゼチミブによる LDL-C の低下療法が心臓突然死，心筋梗塞，冠動脈再建術，脳卒中からなる複合エンドポイントの発症を有意に抑制したとの報告がなされた（EWTOPIA75 試験）[9]．

4. 肥満，メタボリックシンドローム

　高齢者の肥満も若年者と同様に BMI≧25 で診断する[7]．肥満は加齢とともに増えるが，ここ数年の国民健康・栄養調査の結果では，BMI≧25 の割合は男性では 40〜50 歳代，女性では 80 歳前後でピークがあり，それ以上では減少している（図❸A）．一方，腹囲も年齢とともに増えるが，特に BMI が＜25 のものでも腹囲が大きいものが男女とも 70 歳以上でも増加している（図❸B）．これは高齢者では筋肉量も減少してくるためと考えられ，正常の BMI でも内臓脂肪が多い「かくれ肥満」のものが増える．加齢により筋肉量が減少した状態をサルコペニアと呼ぶが，高齢者では肥満にサルコペニアを伴ったサルコペニア肥満の頻度が高くなる．これはフレイルをきたしやすいので特に注意が必要となる（後述）．

　メタボリックシンドローム（本邦の基準）疑いも年齢とともに増え，70 歳以上では男性 36％，女性 18％であり，最大となっている（図❸C）．当院の検討では，内臓脂肪 100 cm^2 に相当する高齢者の腹囲は男女それぞれ 79，82 cm であり，内臓脂肪 100 cm^2 を基準とした場合のメタボリックシンドロームの有病率はさらに多いと考えられる[10]．

　高齢期の肥満と心血管疾患の関連は乏しい．一方，前期高齢者においてはメタボリックシンドロームは心血管疾患の発症リスクとなるが，後期高齢者では関連は乏しくなる[11]．同様に，中年期の肥満は認知症のリスクとなる

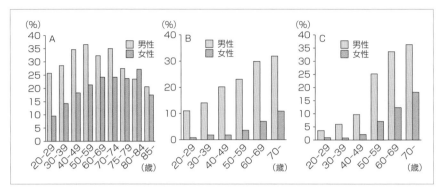

図❸　A：BMI≧25 の者，B：BMI＜25 かつ腹囲増加（男性≧85 cm，女性≧90 cm）の者，C：メタボリックシンドローム疑いの者の年齢別割合（%）

（文献 3 より引用作成）

が，高齢期の肥満はむしろリスクの減少になる[12]．一方，少なくとも前期高齢者においてはメタボリックシンドロームは認知症発症のリスクとなる[13]．

5. 高尿酸血症

　尿酸値は中年期以降上昇するが，高尿酸血症の頻度は男性で女性より高い．年齢との関連では，男性では 60 歳前後にピークがあり高齢者では再び減少に転ずるのに対し，女性では高齢者でさらに増加する傾向がある．これは，中年期では内臓脂肪肥満やメタボリックシンドロームの影響をより受けるためではないかと考えられる．一方，高齢者ではそれだけでなく，腎機能低下や脱水，利尿薬などの薬剤投与による二次的な上昇に伴うものも増えることが考えられる．高齢者の高尿酸血症が，心血管イベントや認知症，フレイルと関連するとする報告はない．

▌▌▌ すべての疾患に共通した高齢者の特徴

　高齢者の生活習慣病の診療にあたっては，そのほかにも高齢者特有の問題点を知っておかねばならない．
　生活習慣病の治療の根本は生活習慣の改善，すなわち食事療法，運動療

法，禁煙であるが，高齢者は塩辛い味つけなど，長年慣れ親しんだ嗜好を容易に変えることができないことが多い．また，下肢の変形性関節症など運動をおこなううえでの問題を抱えているものも多い．

一方，高齢者では生活習慣病のほかにも多くの疾患を伴っていることが多い．腎機能障害などの臓器障害は投薬などにおいて問題点となる．また認知機能が低下している患者も多くみられ，服薬管理やセルフケアに問題がある症例が多い．さらに，多疾患を抱え多くの診療科にかかることにより必要以上の薬を処方されるポリファーマシーの症例も多いが，これは有害事象と関連する．

最も重要なことは，高齢者は年齢だけでなく，身体機能，認知機能，社会背景も多様で個人差が大きく，生活習慣病を治療する意義や治療目標も一律ではないということである．ガイドラインは治療方針決定の一助となるが，このことをよく理解したうえで，生活習慣病の評価，および治療目標の決定と介入をおこなっていく必要がある．

（田村 嘉章）

▌ References ▌

1) 門脇孝：肥満症と糖尿病．日内会誌 **100**：939-944，2011
2) メタボリックシンドローム診断基準検討委員会：メタボリックシンドロームの定義と診断基準．日内会誌 **94**：794-809，2005
3) 厚生労働省：平成 28 年「国民健康・栄養調査」の結果，2017
4) 日本老年医学会：高齢者高血圧診療ガイドライン 2017．日老医誌 **54**：252-254，2017
5) 日本老年医学会・日本糖尿病学会：高齢者糖尿病診療ガイドライン 2017，南江堂，東京，2017，pp.33-41
6) 日本老年医学会：高齢者脂質異常症診療ガイドライン 2017．日老医誌 **54**：476-477，2017
7) 日本老年医学会：高齢者肥満症診療ガイドライン 2018．日老医誌 **55**：474-477，2018
8) Tancredi M et al：Excess Mortality among Persons with Type 2 Diabetes. N Engl J Med **373**：1720-1732, 2015
9) Ouchi Y et al：Ezetimibe Lipid-Lowering Trial on Prevention of Atherosclerotic Cardiovascular Disease in 75 or Older（EWTOPIA 75）：A Randomized, Controlled Trial. Cirulation **140**：992-1003, 2019
10) 荒木厚：高齢者におけるメタボリックシンドロームの意義．日病態栄会誌 **11**：347-355，2008
11) Kawano Y et al：Association of blood pressure control and metabolic syndrome with cardiovascular risk in elderly Japanese：JATOS study. Am J Hypertens **24**：1250-1256, 2011
12) Fitzpatrick AL et al：Midlife and late-life obesity and the risk of dementia：cardiovascular health study. Arch Neurol **66**：336-342, 2009
13) Fitzpatrick AL et al：Midlife and late-life obesity and the risk of dementia：cardiovascular health study. JAMA **292**：2237-2242, 2004

2 生活習慣病管理の意義と重要性

　高齢者の日常生活動作（ADL）や生活の質（QOL）を障害し，健康長寿を阻害するものとして，脳血管障害，冠動脈疾患などの脳心血管病がある．脳・心血管病の原因である脂質異常症，高血圧，糖尿病，慢性腎臓病(CKD)，肥満などの生活習慣病の予防管理は高齢者の健康寿命を考えるうえで極めて重要である．これらの生活習慣病は，若年期からの管理が重要であるが，高齢者における管理の方法についてはエビデンスが十分ではないこともあり，十分な指針がない場合もある．ここでは，健康寿命の延伸という観点から脂質異常症，高血圧，糖尿病の管理を概観するが，高齢者においてはフレイル予防という視点も重要であることを強調したい．

▌▌▌ 高齢者脂質異常症の意義

　多くの疫学研究により血中の LDL-コレステロール（LDL-C）の高値と冠動脈疾患との間には因果関係が示されている．すなわち，LDL-C の増加は冠動脈疾患の増加につながり，その予防には LDL-C の管理が極めて重要である．しかしながら，日本人において LDL-C が高くなればなるほど脳卒中が増加するというエビデンスはない．これらの関係は前期高齢者においてはあてはまる．一方，トリグリセライド，HDL-コレステロール（HDL-C）については，冠動脈疾患だけではなく，脳梗塞のリスクとなることが高齢者の疫学調査で示されている[1]．

　高 LDL-C 血症は 140 mg／dl 以上と定義されるが，糖尿病など他の危険因子が合併している場合にはより低いコレステロールレベルから冠動脈疾患の発症率が高くなるため，LDL-C 120〜139 mg／dl を境界域高 LDL-C 血症としている．LDL-C に加えて，non-HDL-C を用いて脂質管理をおこなうことも可能である．LDL-C は空腹時に総コレステロール（TC）から HDL-C，トリグ

表❶ 脂質異常症診断基準（空腹時採血*）

LDL コレステロール	140 mg／dl 以上	高 LDL コレステロール血症
	120〜139 mg／dl	境界域高 LDL コレステロール血症**
HDL コレステロール	40 mg／dl 未満	低 HDL コレステロール血症
トリグリセライド	150 mg／dl 以上	高トリグリセライド血症
Non-HDL コレステロール	170 mg／dl 以上	高 non-HDL コレステロール血症
	150〜169 mg／dl	境界域高 non-HDL コレステロール血症**

*10 時間以上の絶食を「空腹時」とする．ただし水やお茶などカロリーのない水分の摂取は可とする．
**スクリーニングで境界域高 LDL-C 血症，境界域高 non-HDL-C 血症を示した場合は，高リスク病態がないか検討し治療の必要性を考慮する．
・LDL-C は Friedewald 式（TC－HDL-C－TG／5）または直接法で求める．
・TG が 400 mg／dl 以上や食後採血の場合は non-HDL-C（TC－HDL-C）か LDL-C 直接法を使用する．ただし，スクリーニング時に高 TG 血症を伴わない場合は LDL-C と non-HDL-C の差が＋30 mg／dl より小さくなる可能性を念頭においてリスクを評価する．

（文献 1 より引用）

リセライド／5 を引いて求め，non-HDL-C は TC から HDL-C を引いて求める．高トリグリセライド血症は 150 mg／dl 以上，低 HDL-C 血症は 40 mg／dl 未満と定義されており，高齢者でも同じ基準が適用される（表❶）．

動脈硬化性疾患リスク評価

2017 年に改訂された動脈硬化性疾患予防ガイドラインでは，動脈硬化性疾患予防のための脂質管理目標値は，絶対リスクにもとづく．冠動脈疾患の既往がある場合には，LDL-C の管理目標値は 100 mg／dl 未満となり，冠動脈疾患の既往がなくても糖尿病，CKD，非心原性脳梗塞，末梢動脈疾患（PAD）のいずれかを合併している場合には高リスクに分類される．これらの合併がない場合には，吹田研究のリスクチャートを用いて，年齢，性，収縮期血圧，喫煙の有無，耐糖能異常の有無，早発性冠動脈疾患の家族歴の有無，LDL-C，

表❷　危険因子のカウントによる簡易版のリスク評価

性別	年齢	危険因子の個数	分類
男性	60〜74歳	0個	中リスク
		1個	高リスク
		2個以上	高リスク
女性		0個	中リスク
		1個	中リスク
		2個以上	高リスク

以下の5つの危険因子のうちいくつ有するかを計算する.
喫煙, 高血圧, 低HDL-C血症, 耐糖能異常, 早発性冠動脈疾患家族歴（第1度近親者かつ発症時の年齢が男性55歳未満, 女性65歳未満）
注：家族歴など不明の場合は0個としてカウントする.

(文献1より引用)

HDL-Cにより10年間の冠動脈疾患発症率を求め, 2%未満は低リスク, 2以上8%未満は中リスク, 9%以上は高リスクと分類する. また, リスクの数により管理目標値を決めることも可能である. 60〜74歳までの高齢者を対象としたリスク評価を表❷に示す. なお, このリスク分類は75歳以上の高齢者には適用されないことに注意すべきである.

　管理目標値であるが, 低リスクではLDL-C 160 mg／dl未満, 中リスクは140 mg／dl未満, 高リスクは120 mg／dl未満となっている（表❸）. 甲状腺機能低下症やステロイド治療などに合併した続発性脂質異常症患者では, 原疾患の治療を優先する. ただし, これらの管理目標値は前期高齢者を対象としている. 後期高齢者の二次予防は, LDL-C 100 mg／dl未満でよいが, 一次予防の目標値は設定する根拠がない.

高齢者高血圧の意義

　高齢者では, 血圧の動揺性が大きく, 測定条件でも変動しやすい. また, 高齢者では白衣高血圧や仮面高血圧が多いため, 家庭血圧の測定が必須であ

表❸ リスク管理区分別の脂質管理目標値

治療方針の原則	管理区分	脂質管理目標値			
		LDL-C	Non-HDL-C	TG	HDL-C
一次予防 まず生活習慣の改善を行った後，薬物療法の適応を考慮する	低リスク	<160	<190	<150	≧40
	中リスク	<140	<170		
	高リスク	<120	<150		
二次予防 生活習慣の是正とともに薬物治療を考慮する	冠動脈疾患の既往	<100 (<70)*	<130 (<100)*		

*家族性高コレステロール血症，急性冠症候群の時に考慮する．糖尿病でも他の高リスク病態〔非心原性脳梗塞，末梢動脈疾患（PAD），慢性腎臓病（CKD），メタボリックシンドローム，主要危険因子の重複，喫煙〕を合併する時はこれに準ずる．

（文献 1 より引用）

る．食後のめまい，ふらつき，失神などの症状に関する問診も必要である．高齢者に対する降圧療法は脳・心血管病予防の観点から有用であると同時にフレイルを予防する点でも有用である．高血圧は脳白質病変の最大のリスクであり，降圧治療は白質病変やフレイル予防に有用であることが示唆される．

高齢者の降圧目標

　JSH2019 では，75 歳未満の高齢者における降圧目標は成人同様 130／80 mmHg 未満であるが，75 歳以上では 140／90 mmHg 未満としている[2]．脳卒中の多い日本人の特徴を考慮して，75 歳以上でも忍容性がある場合，個別に判断して 130／80 mmHg 未満を目指す．たとえば，糖尿病や蛋白尿を有する CKD を合併している場合，年齢による降圧目標を初期の降圧目標とし，忍容性があれば個別の病態に応じた降圧目標（130／80 mmHg 未満）を目指す．高齢者においては，過度の降圧によるデメリットにも十分な注意を払うことが必要であり，特に CKD 患者では過降圧による急性腎障害の出現に注意

する．また抗血栓薬内服中の患者においては，高齢であっても忍容性があれば 130／80 mmHg 未満を目指すことが推奨される[3]．

▌▌▌高齢者糖尿病の管理

高齢者糖尿病の特徴として，食後の高血糖や低血糖を起こしやすく低血糖に対する脆弱性を有する，腎機能が低下し薬物相互作用の影響を受けやすい，動脈硬化性疾患の合併症が多く無症候性の場合が多い，認知症・認知機能障害，うつ，ADL 低下，サルコペニアなどの老年症候群をきたしやすいなどがある．高齢者糖尿病は個人差が大きく，合併症や併存疾患だけでなく，身体機能，認知機能，社会・経済状況などが患者個人で異なる．加齢とともに腎機能が低下し，腎排泄性の薬剤の蓄積が起こりやすく，薬剤の有害作用をきたしやすい．脳・心血管病の合併も多くなる．

高齢者においても糖尿病は網膜症，腎症，脳・心血管病などの危険因子である．特に後期高齢者では認知症，ADL 低下，サルコペニア，転倒・骨折，フレイル，尿失禁，低栄養などの老年症候群をきたしやすい．老年症候群は高齢者糖尿病に高頻度であり，特有な合併症ともいえる．したがって，高齢者においては ADL や認知機能を包括的に評価したうえで管理目標値を設定することが望ましい（表❹)[4]．

▌▌▌高齢者において考慮すべきフレイル

高齢者においては，要介護状態の前段階としてフレイルがあるが，老化に伴ってあらわれるストレスに対する脆弱性を示すフレイル高齢者において，心血管イベントの発症が増加することが知られている．握力低下や歩行速度の低下を特徴とするフレイルが高齢者において心血管イベントの新たな危険因子となることが示唆され，フレイルなどの老年症候群を含めたより包括的なアセスメントが必要と思われる．フレイルの有無にかかわらず，生活習慣病の管理をおこなうべきであるが，食事・運動によるフレイル予防という視点が重要である．

14

表❹　高齢者糖尿病の管理目標

		カテゴリーⅠ		カテゴリーⅡ	カテゴリーⅢ
患者の特徴・健康状態		①認知機能正常 　かつ ②ADL 自立		①軽度認知障害〜 　軽度認知症 　または ②手段的 ADL 低 　下，基本的 ADL 　自立	①中等度以上の認 　知症 　または ②基本的 ADL 低下 　または ③多くの併存疾患 　や機能障害
重症低血糖が危惧される薬剤（インスリン製剤，SU 薬，グリニド薬など）の使用	なし	7.0%未満		7.0%未満	8.0%未満
	あり	65 歳以上 75 歳未満 7.5%未満 （下限6.5%）	75 歳以上 8.0%未満 （下限7.0%）	8.0%未満 （下限 7.0%）	8.5%未満 （下限 7.5%）

治療目標は，年齢，罹病期間，低血糖の危険性，サポート体制などに加え，高齢者では認知機能や基本的 ADL，手段的 ADL，併存疾患なども考慮して個別に設定する．ただし，加齢に伴って重症低血糖の危険性が高くなることに十分注意する．

（文献 4 より改変引用）

まとめ

　高齢者の脳・心血管病予防およびフレイル予防の観点から脂質異常症，高血圧，糖尿病の管理を簡潔にまとめた．高齢者では脳・心血管病以外の生命予後に影響する複数疾患の併存，臓器障害の潜在，症候の非定型性，臓器予備能の低下，薬物代謝能力の低下，低栄養，フレイル，多剤投与など治療に際し留意すべき点が多く，その身体機能には多様性があるため，治療に際しては十分な配慮が必要である．

POINT
- 握力低下や歩行速度の低下を特徴とするフレイルは，心血管イベントの新たな危険因子となることが示唆される．
- フレイルの有無にかかわらず，生活習慣病の管理をおこなうべきであるが，食事・運動による「フレイル予防」という視点が重要である．

高齢者においても生活習慣病の治療の基本は食事療法，運動療法であり，安易に薬物治療をおこなうべきではない．しかし，特に後期高齢者では，厳格な食事療法の実行は栄養状態の悪化やフレイルを招くことがあり，運動療法を実施する際にも，個々の能力に応じた介入をおこなう．薬物治療に際しては，副作用が出現しやすくなっていることを考慮し，細心の注意を払いながらおこなう．

（荒井 秀典）

█ References █

1）日本動脈硬化学会編：動脈硬化性疾患予防ガイドライン 2017 年度版，日本動脈硬化学会，東京，2017
2）日本高血圧学会高血圧治療ガイドライン作成委員会：高血圧治療ガイドライン 2019，日本高血圧学会，東京，2019
3）日本老年医学会：高齢者高血圧診療ガイドライン 2017．日老医誌 **54**：1–63，2017
4）日本老年医学会・日本糖尿病学会：高齢者糖尿病診療ガイドライン 2017，南江堂，東京，2017

PART 2

高齢者の
スクリーニング

1 こんな訴えには要注意！

　高齢者をケアする際, 最も重要なことは「高齢者が成人の延長線上にない」ことを常に念頭において接することである. その理由は成人にはない「老化」が高齢者に必発するからで, このため, 高齢患者の臨床像には成人のそれとは異なるいくつかの特徴が見出される[1]. これらを列挙すると, ①多くの臓器・組織に疾患を有している, ②症状・経過が非定型的である, ③うつ状態が症状を修飾する, ④薬物による副作用が出やすい, ⑤廃用性変化がみられる, ⑥個体差が大きい, であり, 相互に影響しあって患者の臨床像を修飾している.

　そこでまず, 老化についての理解を深めながら, 「高齢者が成人の延長線上にない」ことを確かめる必要があろう. すなわち, 老化には生理的老化と病的老化があり[2](表❶), 生理的老化とは, 一般にすべての高齢者にみられる臓器・器官の緩やかな機能低下を指す. 臨床的には予備能の低下としてあらわれ, たとえば, 階段昇降時の息切れなど, 何らかの負荷が加わってはじめて若い時には感じたことのない症状を自覚する. これは息切れをきたす心肺疾患や貧血と紛らわしい. 一方, 病的老化とは一部の高齢者にみられる臓器・器官の機能障害, いわゆる老年病のことで, その多くは生活習慣（病）に起因するものである[3](表❷).

　ここでは高齢者のケアに際し, 前述した高齢患者の臨床的特徴に準じて注意すべき訴えや症状（文中, 下線で示す）, 考え方について解説する.

▌▌▌多くの臓器・組織に疾患を有している

　高齢者ではあらゆる臓器・組織に生理的老化が進行しているうえに, ある臓器・組織には病的老化が累加している. したがって, 「木を見て森を見ず」にはならないよう, 全体を診ながらケアをしていく必要がある.

表❶ 生理的老化と病的老化の異同

Strehler による老化の4原則	生理的老化	病的老化＝老年病
有害性	いずれも生体には有害	
普遍性	すべての生命体にみられる	一部の生命体にみられる
進行性	極めて緩徐に進行，不可逆的であって予防・治療はできない	比較的急速に進行，可逆的で予防・治療は可能
内在性	内的要因による遺伝プログラム説 vs エラー蓄積説	外的要因による約2／3は生活習慣（病）

有害性は臨床的には予備能の低下，機能障害としてみられる.

表❷ 生活習慣と危険因子・臓器障害（老年病）

生活習慣	危険因子	臓器障害（老年病）
食事 運動不足 ストレス	高血圧	脳卒中，心筋梗塞，不整脈，慢性腎臓病，大動脈瘤
	糖尿病	糖尿病性合併症，脳卒中，心筋梗塞，閉塞性動脈硬化症
	脂質異常症，肥満，メタボリック症候群	心筋梗塞，閉塞性動脈硬化症
	高尿酸血症	腎障害，痛風，尿路結石
運動不足	骨粗鬆症，ロコモティブ症候群，転倒，廃用症候群	
ストレス／不活発	胃潰瘍，うつ／認知機能低下	
問題ある生活動作	変形性膝関節症，変形性脊椎症，腰痛，肩こり，胃食道逆流の増悪	
喫煙	脳卒中，心筋梗塞，閉塞性動脈硬化症，大動脈瘤，慢性閉塞性肺疾患，骨粗鬆症，悪性腫瘍，歯周病	
アルコール多飲	肝炎，肝硬変，胃炎，胃潰瘍，痛風	
飲水不足	脱水症，血栓症，尿路結石	
口腔ケア	誤嚥性肺炎，う歯，歯周病	

　その代表例が生活習慣（病）による動脈硬化で，症状はしばしば氷山の一角としてあらわれる[4]（図❶）.

　すなわち，高血圧症，糖尿病，脂質異常症，肥満症，メタボリックシンド

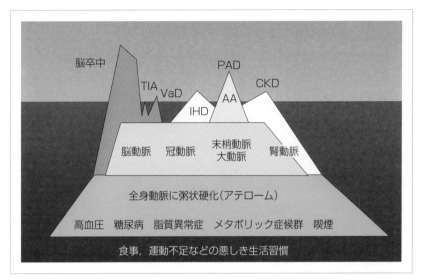

図❶　氷山の一角 —動脈硬化は全身に広がる（polyvascular disease）
TIA：一過性脳虚血発作，VaD：血管性認知症，IHD：虚血性心疾患，PAD：末梢動脈疾患，
AA：大動脈瘤，CKD：慢性腎臓病

ローム，高尿酸血症，喫煙などが原因で動脈硬化が促進されるが，これらは若年期であれば定期健康診断による早期診断や治療，指導がおこなわれている．しかし，そのまま放置されてしまうと動脈硬化症が全身の動脈に進展し，病的老化に至る[2]．通常，動脈硬化症は弾性動脈や筋型動脈では粥腫として，末梢動脈では壁肥厚として，いずれも中・高年期に臓器循環障害をきたす．特に，粥腫は動脈壁の内膜肥厚病巣（中心に脂質コア）のことで，血栓が形成されやすく，その部位で動脈が閉塞されるというもので[5]（図❷），わが国では食習慣の欧米化に伴って急増した．

　臓器としては脳動脈，冠動脈，末梢動脈，大動脈などで（図❶），脳卒中では片麻痺や言語障害，狭心症や心筋梗塞では胸痛やショック，末梢動脈閉塞症（閉塞性動脈硬化症）では片側下肢の冷感や間欠性跛行として発症し，いずれも生命や生活機能に影響する．しかし，高齢者ではこれらの症状が非定型的となる点（次項）で，注意が必要である．一方，大動脈瘤では破裂するまで無症候のことが多い．

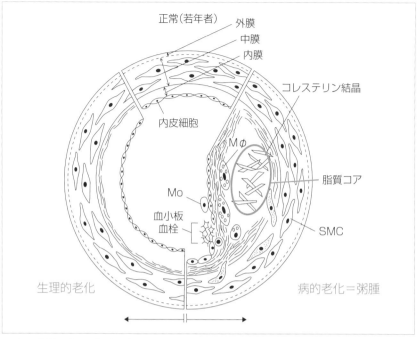

図❷　動脈硬化 ―動脈の生理的老化と病的老化
Mo：単球，Mφ：マクロファージ，SMC：平滑筋細胞

　このように生活習慣（病）から機能・能力障害に至るプロセスは障害の階層性と累加・複合性として知られている[2]（図❸）．ここで重要なのは，これらの循環障害が全身動脈硬化症の一部分症である点で（図❶），多血管病（polyvascular disease）[6]という概念として一臓器の症状は他臓器の病変の存在や発症の危険性を示唆している．したがって，他臓器の血管病変への注意も必要となり，すべての動脈に眼を向ければ大動脈瘤の早期診断も可能となる．

▌▌▌ 症状・経過が非定型的である

　高齢患者を理解するうえで重要なのは，老化を背景に症状・経過が非定型的であることである．その理由は，症状感受性の閾値が上昇していること（たとえば，疼痛閾値の上昇による痛覚鈍麻など），併存疾患による症状修飾（た

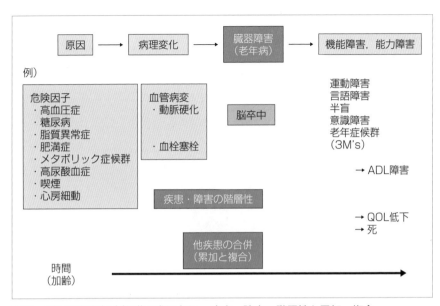

図❸　老年病や老年症候群の成り立ち ―疾患・障害の階層性と累加・複合

3M's：精神 mentality の障害，運動 mobility の障害，排尿 micturition の障害

とえば，膝関節症の併存による麻痺症状の隠蔽化など），高齢者における症状への認識不足（歳だからですまされるなど）等である．

　多血管病の一つ，脳卒中ではその前駆症状である一過性脳虚血発作（TIA）がことさら見逃されやすい[7]．その理由は TIA の神経脱落症状（片麻痺，失語症，半盲など）が数分から十数分で回復するからで，もう良くなったから大丈夫とにわか判断されてしまうこと，本人の自覚が薄いこともあり，発見

多職種の視点　ちょっとした留意点

高齢者のリハビリテーションを通して感じることは，高齢者全体で日中の活動性が低下していることである．それも病気に罹ってからではなく，現役引退後から活動することが減って，家でぶらぶらしているというものであり，このために廃用性変化，特に下肢筋力の低下がかなり進行してしまっている．したがって，患者さんには訓練の大切さを知ってもらい，家庭でも安全におこなえるメニューを毎日続けてもらうとともに，定年後からの活動性アップ（立って歩く動作や趣味・娯楽）を広めていく必要性を痛感している．（理学療法士・高橋陽介）

には第三者の気づきが不可欠となる．この場合，片麻痺として軽いものでは歩行時に足を引きずる，箸や茶碗が上手く持てないなど，失語症は言葉の理解や表出（自分の意思を言葉に表す）が急に困難になる，半盲は両眼とも視野の半分が欠けて見落とすなどである．また，ラクナ梗塞も片麻痺が軽微なこともあり，併存する他の運動器疾患や慢性硬膜下血腫（高齢者では頭部外傷後に生じやすい）と区別することが難しいことも多い[7]．したがって，これらの症状があれば，脳卒中を疑って速やかに専門の医療機関に受診させる必要がある．また，心原性脳塞栓症の主因である心房細動も自覚されないことが多いため，脈拍をとることでリズムの乱れを確認することも忘れてはならない．

　労作性狭心症（作業中の胸痛）や間欠性跛行（歩行中に片側下肢の疼痛が生じ休息によって回復するという症状）は，高齢者では活動性が低下しているために顕性化されにくく，心筋梗塞や下肢壊疽（片側下肢の疼痛）に進行するまで気づかれないことも多い．また，心筋梗塞を発症しても無痛性のことがあり，血圧低下やショック，夜間の呼吸困難（肺浮腫）や下肢浮腫などで気づかれることもある．したがって，高齢者では軽微な症状や所見が重大な疾患の兆しでありうる点で，注意深い観察が求められる．

　一方，高齢者では臓器特異的な症状が軽微である反面，非特異的な症状の背景に重大な疾患が潜んでいることが知られている．特に，非特異的な症状である軽度の意識障害，食欲低下，元気がないなどが「歳だから」ですまされていることが多い．

①軽度の意識障害：何となくぼんやりしている，うとうとしているなど，普段とは異なる意識レベルの低下で[8]，本人が自ら訴えるわけではない点できめ細かな観察が欠かせない．実際には，無熱性肺炎に伴う低酸素血症，心筋梗塞による血圧低下，脱水症や低ナトリウム血症による脳循環障害，糖尿病治療中の低血糖などでみられる．その背景には加齢に伴う脳予備能

POINT
- 高齢者は決して成人の延長ではない．
- 病的老化とはいわゆる老年病のことで，その多くは生活習慣（病）に起因する．

の低下があり，場合によってはせん妄として観察される.

②**食欲低下**：食欲低下は，食欲不振を自覚する高齢者もいれば食事摂取量の減少で他覚的に気づかれる高齢者もいる．食欲はまさに健康のバロメータで，毎日の食事摂取量の確認は疾患の早期発見に役立つ．すなわち食事摂取量の減少は消化器疾患のみならず，重大な他臓器の疾患や脱水症のサインとして重要である．特に高齢者は脱水症に陥りやすく（体構成成分比で細胞内水分量が若年者と比較して，高齢者では有意に減少），常に脱水症には留意すべきである．食欲不振は脱水症の原因となり，脱水症はさらに食欲低下を助長して両者の間に悪循環が形成されるため，これを早期に断ち切る必要がある.

③**元気がない**：気力・活力もまた健康のバロメータの一つである．この症状は抑うつ状態で生じるのみならず，食欲低下と同様に，重大な他臓器の疾患や脱水症のサインとしても留意すべきである．また，高齢者では甲状腺機能低下症でもみられ，老化現象と紛らわしい.

▊▊ うつ状態が症状を修飾する

高齢者は喪失体験などを通して抑うつ状態に陥りやすい．抑うつ状態のなかには心気症的な多彩な不定愁訴が出没し，絶え間ない訴えから臓器別の診療科は振り回されてしまう．この点で絶え間ない不定愁訴はメンタルヘルス科に相談すべきである．その際，抑うつ状態の見当にはうつスケールが有用である．また，気分の沈み込みは認知症とも紛らわしく（仮性認知症），認知症の診断にはうつ状態の鑑別が必須である[8].

▊▊ 薬物による副作用が出やすい

多薬の高齢者では服用中に副作用が出やすいが，気づかれずにいる場合も多い[1]．よくある副作用には抗精神病薬によるパーキンソニズム（無動や動作緩慢，筋固縮，手指振戦），睡眠薬によるふらつき，鎮痛薬による食欲低下，漢方薬（甘草含有）による筋力低下が知られている.

廃用性変化がみられる

　高齢者では寝たり起きたりの不活発な生活様式が全身の臓器・器官に悪影響を及ぼす．いわゆる廃用性変化で，特に下肢筋力の低下からふらつき，<u>体動時の易疲労感</u>，<u>息切れ</u>などがみられ，<u>易転倒性</u>から骨折をきたすことも知られている．いわゆる，身体的フレイルやロコモティブシンドロームと呼ばれる病態で[9]，初期の下肢筋力低下は坂道を昇降する際の<u>困難感</u>，<u>易疲労感</u>や<u>歩行速度の低下</u>が自覚される．また，座位生活（長時間の座位姿勢）は<u>下肢浮腫</u>を招くが，この沈下性浮腫は深部静脈血栓症や心・肺・肝・腎の各不全症，低アルブミン血症との鑑別を要する[10]．

個体差が大きい

　これまでの生活様式のすべてがその人の病的老化を左右し，生活習慣（病）から生じた臓器障害や廃用性変化が高齢者に個体差を生む．この点で現在の食習慣（過栄養，低栄養）や運動習慣（不活発，低活動）がこれからの老年病，さらにはフレイル，要介護に進展させる可能性もあり，その予防的対策を講ずる必要がある．

（岩本 俊彦）

References

1) 岩本俊彦：高齢患者の特徴．臨床老年医学（上巻）診断と評価編，ライフ・サイエンス，東京，2005，pp.4-9
2) 岩本俊彦：概説．臨床老年医学（上巻）診断と評価編，ライフ・サイエンス，東京，2005，pp.1-3
3) 岩本俊彦：主な生活習慣の修正―危険因子の管理．臨床老年医学（下巻）予防と治療・ケア編，ライフ・サイエンス，東京，2006，pp.28-32
4) 岩本俊彦：頸動脈超音波検査の意義―全身の動脈硬化を映し出す．*Geriatric Medicine*（老年医学）**54**：1036-1037，2016
5) 岩本俊彦：老化の定義と加齢現象．老化と病気の理解（臨床看護セレクション07），へるす出版，東京，1998，pp.2-14
6) Suárez C *et al*：Influence of polyvascular disease on cardiovascular event rates, insights from the REACH registry. *Vasc Med* **15**：259-265, 2010
7) 岩本俊彦：最近の高齢者脳血管障害の臨床．老年医学 update 2008-09，日本老年医学会雑誌編集委員会編，メジカルビュー社，東京，2008，pp.101-118
8) 岩本俊彦：精神の障害．臨床老年医学（上巻）診断と評価編，ライフ・サイエンス，東京，2005，

pp.102-114

9) 岩本俊彦：サルコペニアの診かた．高齢者診療のワンポイント・アドバイス，ライフ・サイエン
ス，東京，2016, pp.213-215

10) 岩本俊彦：下腿浮腫の要因とその診かた．高齢者診療のワンポイント・アドバイス，ライフ・サ
イエンス，東京，2016, pp.103-106

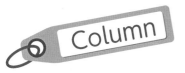

身長と QOL

　私の足は蒸れると湿疹ができる．だから外来診療の時にスリッパに履き替えている．靴下も脱いで裸足で患者を診ている．私の裸足に気がつくと患者は一瞬見て見ぬ振りをする．スリッパは外来の戸棚の下方に置いてある．私は膝を骨折してその後に腰痛も発生し，しゃがむことが苦痛になった．スリッパは毎回看護師に出してもらっている．

　私の頭が地面から遠方に生存していることを恨むこの頃だ．「先生は背が高い人なんですね」と長年外来に通院している患者が言った．私が歩いていたのを偶然見かけたのだそうだ．私の背丈は若い頃より2 cm 短くなって今は 174 cm である．私の年代にしては背が高いほうである．立った私の姿を見たのはその朝が初めてであったようだ．患者は私が「意外と背が高いのに，驚いた」そうだ．「背が高くて格好良かった」とは言わなかった．足の長いのは「すいすい歩く」から恰好が良いのであって，足を引きずって歩く老人では長いほどお気の毒だ．すらっと背が高いのもこの頃では栄養失調の虚弱老人ではないかと周りの人を不安にさせる．近頃ではそういう老人をフレイルというらしい．

　私はコンビニでお金を払おうとしていた．小銭を使えないと認知症に危ぶまれるので小銭を出して掌で数えていると，数個の 1 円玉が床に落ちた．しゃがんで床に落ちている物を拾うには左手をどこかに添えて思い切り右手を延ばして目的の物質に到達するのだが，地面は遠い．宇宙のかなたから海底の貝殻を探すような気分になった．腰を曲げて床に散らばった 1 円玉を挟もうとしたが銀貨は床を滑ってつまむことができなかった．錆びついた電柱のような脊椎を曲げると，シャツの胸ポケットに入れていたガラケーが落ちてきた．それはナイアガラの滝から落下したほどの衝撃だった．半開きになったガラケーと 1 円玉の散乱した床を見つめて私は惨めになった．

　地面に近いところに頭部がある人がうらやましかった．背が高いことが老人の QOL を損なうとは知らなかった．　　　　　（井口昭久）

2 | 生活習慣病と高齢者の 総合機能評価

　高齢者の生活習慣病については，個別性を考慮し，機能が保たれていて健常な高齢者と，認知症・日常生活動作（ADL）低下，フレイルを合併した高齢者との治療の目標値が異なることに注意する．生活習慣病とは，食事，運動，睡眠，喫煙，飲酒などの生活習慣がその成因に深く関与していると考えられる疾患である．生活習慣病である糖尿病，高血圧，脂質異常症，肥満などが動脈硬化性疾患のリスクとなり，その結果，脳卒中，虚血性心疾患などの発症の原因となる．最近，これらに加え認知症やフレイルも生活習慣病へ深く関与していると考えられてきている．また生活習慣病は，中年期・壮年期と高齢期ではその後に発症する脳・心血管疾患のリスクが異なってくるため，異なった考え方で治療することが重要である．

▌▌▌ 高齢者糖尿病

　①食後の高血糖や低血糖を起こしやすく，低血糖に対する脆弱性を有する，②腎機能など臓器予備能の低下により，薬物の効果が増強しやすく，また副作用も生じやすい，③動脈硬化などの合併症をすでに有していることが少なくない，④認知症・認知機能障害，うつ，ADL の低下やサルコペニアなどの老年症候群をきたしやすいことなどが知られている．このため，日本老年医学会と日本糖尿病学会が合同委員会を設置し，高齢糖尿病患者の適切な評価にもとづく高齢者糖尿病の診療ガイドラインが策定された[1]．患者の認知機能や身体機能，75 歳以上か否かの年齢，インスリンやスルホニル尿素薬（SU 薬）など重症低血糖が危惧される薬剤の使用の有無によって分類し，その状況で適用する「高齢者糖尿病の血糖コントロール目標」が提案されている（本書 PART 3 参照）．

　治療目標は，年齢，罹病期間，低血糖の危険性，サポート体制などに加え，

高齢者では認知機能や基本的 ADL，手段的 ADL，併存疾患なども考慮して個別に設定する．ただし，加齢に伴って重症低血糖の危険性が高くなることに十分注意する必要がある．高齢者糖尿病の診療にあたっては，生活の質（QOL）を重視すべきであり，その維持や改善を最優先とした実現可能な管理目標の設定や治療法の選択となる．

▓▓ 高齢者高血圧

　高齢者では起立性低血圧や食後血圧低下の頻度が高く，環境要因（食事や水分摂取量の減少，発汗など）による血圧低下を起こしやすい．家庭血圧などを参考に患者の血圧値を慎重に評価することが重要である．新たに降圧薬を開始すると転倒・骨折リスクが増加することに注意する．

　日本老年医学会の「高齢者高血圧診療ガイドライン 2017」に従った治療目標値が示されている（本書 PART 3 参照）[2]．高齢者では原則として通常の半量から降圧薬を開始し，緩徐に降圧する．また ADL や認知機能低下などで服薬アドヒアランスが低下することがあり，剤型，合剤の使用，一包化や家族・介護者も含めた投薬・服薬計画が重要である．

▓▓ 高齢者脂質異常症

　高齢者においても動脈硬化性疾患の発症は，年齢だけでなく，性，脂質，血圧，血糖値，喫煙，家族歴と関連しているため，これらの危険因子をすべて考慮した包括的なリスク評価が必要である．「動脈硬化性疾患予防ガイドライン 2017 年版」[3]によれば，冠動脈疾患の既往のみが二次予防に分類され，非心原性脳梗塞，末梢動脈疾患（PAD），慢性腎臓病（CKD），糖尿病は一次予防高リスクに分類される（本書 PART 3 参照）．

POINT
● 生活習慣病は，中年期・壮年期と高齢期とではその後に発症する脳・心血管疾患のリスクが異なる．

しかしながら高齢者では，動脈硬化性疾患以外にも複数の疾患，臓器障害，予備能の低下，低栄養，フレイル，薬物代謝能力の低下，多剤服用などが存在する．このため治療上注意すべき点が多い．「動脈硬化性疾患予防のための脂質異常症診療ガイド 2018 年版」[4]でも 75 歳以上の高齢者の場合，個々の判断が必要であることが記載されている．高齢者においても脂質異常症の治療は，若年者と同様に食事療法と運動療法が基本になるが，特に 75歳以上の高齢者においては極度のカロリー制限は栄養のバランスを崩すこととなるため注意が必要である．

▌▌▌ 血糖値，血圧，脂質の値が高くなっている場合，何を考えるのか

血糖値や血圧，脂質の値が高くなってきた場合，処方されている薬がきちんと飲めていない可能性がある．この場合，認知機能，ADL，サルコペニア・フレイルの評価を含めた総合機能評価をおこなう必要がある．

1. サルコペニア・フレイルの評価法

サルコペニアの一般的な概念は加齢に伴う筋肉量の減少であり，これに伴い筋力，身体機能が低下する．2014 年に AWGS（Asian Working Group for Sarcopenia）によりアジア地域でのサルコペニアのコンセンサスが初めて提唱され[3]，2019 年に改訂された．改訂版では測定機器のない一般の診療所や地域の医療現場での評価が導入されたことが特徴である．具体的には，一般診療所や地域の医療現場で症例の抽出をおこない，握力または 5 回椅子立ち上がりテストをおこなうことで，サルコペニアの可能性ありと疑われる．この後，専門医療機関などで①握力，②身体機能，③骨格筋量を測定し，③と①か②を満たせばサルコペニア，3 つとも満たせば重度サルコペニアと診断される（図❶）．同じ東洋人にもとづくデータであり，日本人にも適する基準と考えられる．

フレイルとは 2014 年日本老年医学会で frailty の日本語訳の検討をおこなった結果，「虚弱」に代わって「フレイル」を使用する合意を得た．フレイ

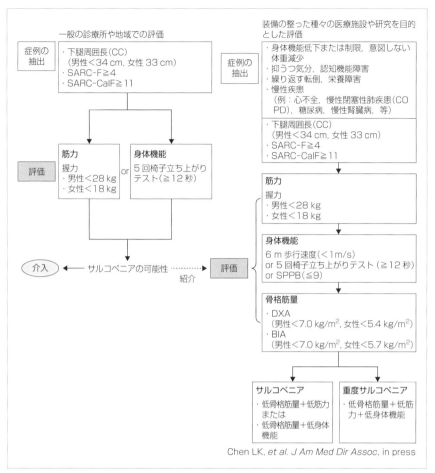

一般の診療所や地域での評価

症例の抽出
・下腿周囲長（CC）
　（男性＜34 cm, 女性 33 cm）
・SARC-F≧4
・SARC-CalF≧11

評価

筋力
握力
・男性＜28 kg
・女性＜18 kg

or

身体機能
5 回椅子立ち上がり
テスト（≧12 秒）

介入 ← サルコペニアの可能性 ┄┄┄┄┄ 紹介

装備の整った種々の医療施設や研究を目的とした評価

症例の抽出
・身体機能低下または制限，意図しない体重減少
・抑うつ気分，認知機能障害
・繰り返す転倒，栄養障害
・慢性疾患
　（例：心不全，慢性閉塞性肺疾患（CO PD），糖尿病，慢性腎臓病，等）

・下腿周囲長（CC）
　（男性＜34 cm, 女性 33 cm）
・SARC-F≧4
・SARC-CalF≧11

筋力
握力
・男性＜28 kg
・女性＜18 kg

身体機能
6 m 歩行速度（＜1m/s）
or 5 回椅子立ち上がりテスト（≧12 秒）
or SPPB（≦9）

評価

骨格筋量
・DXA
　（男性＜7.0 kg/m², 女性＜5.4 kg/m²）
・BIA
　（男性＜7.0 kg/m², 女性＜5.7 kg/m²）

サルコペニア
・低骨格筋量＋低筋力
　または
・低骨格筋量＋低身体機能

重度サルコペニア
・低骨格筋量＋低筋力＋低身体機能

Chen LK, *et al. J Am Med Dir Assoc*, in press

図❶　AWGS2019 によるサルコペニア診断基準

（日本サルコペニア・フレイル学会ホームページより引用）

ルの要素としては，①身体的（サルコペニア，ロコモティブシンドロームなどと深く関連する），②精神・心理的（認知機能障害やうつなど），③社会的（独居や経済的な問題など）の３つが大きなものと考えられる．フレイルの評価方法も現時点でさまざまであり，これらの要素をすべて十分に評価できるものが少なく，またこれをすべて評価する場合はかなりの時間と労力を要する．

ある程度コンセンサスの得られた評価モデルについては，①Frailty Index（フレイルインデックス），②CHS インデックス（Fried のモデル），③基本チェックリスト，④Edmonton Frail Scale（EFS），⑤簡易版フレイルインデックス，などがある．

2. 生活習慣病と高齢者総合機能評価（CGA）

サルコペニア・フレイルの概念が導入される以前からわが国には老年症候群の概念があり，これを評価する高齢者総合機能評価（Comprehensive Geriatric Assessment：CGA）が存在し活用されていた[5)6)]．これは疾患や生活機能，介護や社会的な多問題を有する高齢者を多面的，包括的に評価する手法である．いわゆる老年症候群の評価として確立されているが，老年症候群自体がサルコペニア・フレイルの要素を多く含んでおり，このCGAはフレイルの評価法としての有用性が十分あると考えられる．項目・評価法としては基本的 ADL（Barthel Index）（図❷），手段的 ADL（Lawton）（図❸），認知機能（MMSE，HDS-R）（表❶，❷），うつスケール（Geriatric Depression Scale）（表❸），意欲のスケール（Vitality Index）（表❹），身体検査〔身長，体重，BMI，握力（握力計）〕，下肢筋力（下肢筋力計），バランス（Functional Reach Test），歩行能力（Timed Up & Go Test），バランス能力（重心動揺計），転倒スコアなどが含まれる．スクリーニング法として，これを 7 つの項目に絞った簡易版の CGA7 があり（表❺），外来や入院時の短時間な簡易評価法として有用である．

上記いずれの評価法を用いるかは対象とする患者の状況・状態や診療目的・診察体制によるところが大きいと考えられる．これらCGAを用いることで生活習慣病をもつ高齢患者の生活状態や服薬状況を多面的に把握できる．またこの情報は多職種連携に用いることができ，医療・看護・介護が一体となって生活習慣病へ介入することが可能となり，難渋するケースにも対応できると考えられる．

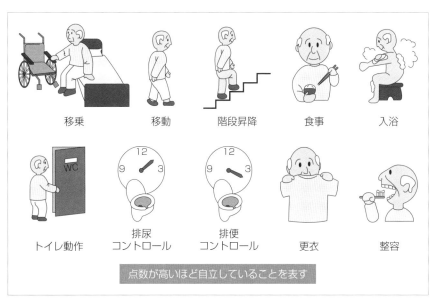

図❷　Barthel Index（基本的 ADL）

(Mahoney FI *et al*：*Md State Med J* **14**：61-65，1965 より改変引用)

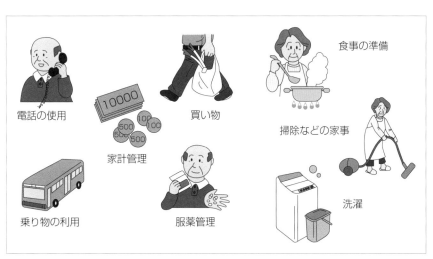

図❸　Instrumental ADL（IADL 尺度；Lawton & Brody）

(Lawton MP *et al*：*Gerontologist* **9**：179-186，1969 より改変引用)

表❶　MMSE

質問		得点
1（5点）	今年は何年ですか？ 今の季節は何ですか？ 今日は何曜日ですか？ 今日は何月何日ですか？	年　　0 1 季節　0 1 曜日　0 1 月　　0 1 日　　0 1
2（5点）	この病院の名前は何ですか？ ここは何県ですか？ ここは何市ですか？ ここは何階ですか？ ここは何地方ですか？	病院　0 1 県　　0 1 市　　0 1 階　　0 1 地方　0 1
3（3点）	物品名3個（桜，猫，電車） ※1秒間に1個ずつ言う．その後，被験者に繰り返させる．正答1個につき1点を与える．3個全て言うまで繰り返す（6回まで）．	0 1 2 3
4（5点）	100から順に7を引く（5回まで）．	93　0 1 86　0 1 79　0 1 72　0 1 65　0 1
5（3点）	設問3で提示した物品名を再度復唱させる．	0 1 2 3
6（2点）	（時計を見せながら）これは何ですか？ （鉛筆を見せながら）これは何ですか？	0 1 0 1
7（1点）	次の文章を繰り返す． 「みんなで，力を合わせて綱を引きます」	0 1
8（3点）	（3段階の命令） 「右手にこの紙を持ってください」 「それを半分に折りたたんでください」 「それを私に渡してください」	0 1 0 1 0 1
9（1点）	（次の文章を読んで，その指示に従ってください） 「右手をあげなさい」	0 1
10（1点）	（何か文章を書いてください）	0 1
11（1点）	（次の図形を書いてください） 	0 1
合計		/30

（Folstein MF *et al*：*J Psychiatr Res* **12**：189-198，1975 より改変引用）

表❷　HDS-R

	質問内容		配点
1	お歳はいくつですか？（2年までの誤差は正解）		0　1
2	今日は何年の何月何日ですか？ 何曜日ですか？（年，月，日，曜日が正解できてそれぞれ 1点ずつ）	年 月 日 曜日	0　1 0　1 0　1 0　1
3	私たちが今いるところはどこですか？ （自発的に出れば2点，5秒おいて家ですか？　病院ですか？　施設で すか？　の中から正しい選択をすれば1点）		0　1　2
4	これから言う3つの言葉を言ってみてください．あとでまた聞きますの でよく覚えておいてください． （以下の系列のいずれか1つで，採用した系列に○印をつけておく） 1：a）桜　b）猫　c）電車　　　2：a）梅　b）犬　c）自動車		0　1 0　1 0　1
5	100から7を順番に引いてください． （100-7は？，それからまた7を引くと？　と質問する． 最初の答えが不正解の場合，打ち切る）	(93) (86)	0　1 0　1
6	私がこれから言う数字を逆から言ってください． （6-8-2，3-5-2-9を逆に言ってもらう．3桁逆唱に失敗 したら，打ち切る）	2-8-6 9-2-5-3	0　1 0　1
7	先ほど覚えてもらった言葉をもう一度言ってみてください． （自発的に回答があれば各2点，もし回答がない場合，以下のヒントを 与え正解であれば1点） a）植物　b）動物　c）乗り物		a：0　1　2 b：0　1　2 c：0　1　2
8	これから5つの品物を見せます．それを隠しますので何があったか言っ てください． （時計，鍵，タバコ，ペン，硬貨など必ず相互に無関係なもの）		0　1　2 3　4　5
9	知っている野菜の名前をできるだけ多く言っ てください．（答えた野菜の名前を右欄に記 入する．途中で詰まり，約10秒間待っても 出ない場合にはそこで打ち切る） 0〜5=0点，6=1点，7=2点，8=3点， 9=4点，10=5点		0　1　2 3　4　5
		合計得点	

〔加藤伸司ほか：改訂長谷川式簡易知能評価スケール（HDS-R）の作成．老年精医誌 **2**：1339-
1347，1991 より改変引用〕

表❸ 老年期うつ病評価尺度（GDS15）

No.	質問事項	回答	
1	毎日の生活に満足していますか	いいえ	はい
2	毎日の活動力や周囲に対する興味が低下したと思いますか	はい	いいえ
3	生活が空虚だと思いますか	はい	いいえ
4	毎日が退屈だと思うことが多いですか	はい	いいえ
5	たいていは機嫌よく過ごすことが多いですか	いいえ	はい
6	将来の漠然とした不安に駆られることが多いですか	はい	いいえ
7	多くの場合は自分が幸福だと思いますか	いいえ	はい
8	自分が無力だなあと思うことが多いですか	はい	いいえ
9	外出したり何か新しいことをするより家にいたいと思いますか	はい	いいえ
10	何よりもまず，もの忘れが気になりますか	はい	いいえ
11	いま生きていることが素晴らしいと思いますか	いいえ	はい
12	生きていても仕方がないと思う気持ちになることがありますか	はい	いいえ
13	自分が活気にあふれていると思いますか	いいえ	はい
14	希望がないと思うことがありますか	はい	いいえ
15	周りの人があなたより幸せそうにみえますか	はい	いいえ

1, 5, 7, 11, 13 には「はい」に 0 点，「いいえ」に 1 点を，残りにはその逆を配点し合計する．
（松林公蔵ほか：老年者の情緒に関する評価. *Geriatric Medicine* **32**：541-546, 1994 より改変引用）

3. 問診の重要性

　これらのスクリーニングをおこなう前に，下記のような日常生活にもとづいた具体的な状況を問診するだけでもサルコペニア・フレイル，老年症候群の可能性を把握するきっかけになると考えられる．

①横断歩道を青信号の間に渡りきることができるか？

　→ 横断歩道は 1 m／秒に設定されていることが多い．

②ペットボトルが開けられるか？　薬の PTP 包装が開けられるか？

　→ いずれも握力として 10 kg は必要と考えられる．

表❹　意欲の指標（Vitality Index）

1）起床 （wake up）	いつも定時に起床している	2
	起こさないと起床しないことがある	1
	自分から起床することはない	0
2）意思疎通 （communication）	自分から挨拶する，話しかける	2
	挨拶，呼びかけに対して返答や笑顔がみられる	1
	反応がない	0
3）食事 （feeding）	自分から進んで食べようとする	2
	促されると食べようとする	1
	食事に関心がない，まったく食べようとしない	0
4）排泄 （on and off toilet）	いつもみずから便意尿意を伝える，あるいは自分で排尿，排便をおこなう	2
	時々，尿意便意を伝える	1
	排泄にまったく関心がない	0
5）リハビリ・活動 （rehabilitation, activity）	みずからリハビリに向かう，活動を求める	2
	促されて向かう	1
	拒否，無関心	0

除外規定：意識障害，高度の臓器障害，急性疾患（肺炎など発熱）
①薬剤の影響（睡眠薬など）を除外，起床できない場合，開眼し覚醒していれば 2 点
②失語の合併がある場合，言語以外の表現でよい
③器質的消化器疾患を除外，麻痺で食事の介助が必要な場合，介助により摂取意欲があれば 2 点
　（口まで運んでやった場合も積極的に食べようとすれば 2 点）
④失禁の有無は問わない．尿意不明の場合，失禁後にいつも不快を伝えれば 2 点
⑤リハビリでなくとも散歩やレクリエーション，テレビでもよい．寝たきりの場合，受動的理学運動に対する反応で判定する

（Toba K *et al*：*Geriatr Gerontol Int* **2**：23-29, 2002 より改変引用）

③食欲はあるか？　食事は食べられているか？　体重減少はないか？

④最近，気分の落ち込みやもの忘れはないか？

POINT

● CGA は高齢患者の生活状態や服薬状況を多面的に評価できる．

表⑤ CGA7：評価内容・正答と解釈・次へのステップ

番号	CGA7 の質問	評価内容	正否と解釈	次への ステップ
①	<外来患者> 診察時に被験者の挨拶を待つ <入院患者・施設入所者> 自ら定時に起床するか，もしくはリハビリへの積極性で判断	意欲	正：自分から進んで挨拶する 否：意欲の低下 正：自ら定時に起床する，またはリハビリその他の活動に積極的に参加する 否：意欲の低下	Vitality Index
②	「これから言う言葉を繰り返して下さい（桜，猫，電車）」，「あとでまた聞きますから覚えておいてください」	認知機能	正：可能（できなければ④は省略） 否：復唱ができない ⇒ 難聴，失語などがなければ中等度の認知症が疑われる	MMSE・ HDS-R
③	<外来患者> 「ここまでどうやって来ましたか？」 <入院患者・施設入所者> 「普段バスや電車，自家用車を使ってデパートやスーパーマーケットに出かけますか？」	手段的 ADL	正：自分でバス，電車，自家用車を使って移動できる 否：付き添いが必要 ⇒ 虚弱か中等度の認知症が疑われる	IADL
④	「先程覚えていただいた言葉を言ってください」	認知機能	正：ヒントなしで全部正解．認知症の可能性は低い 否：遅延再生（近時記憶）の障害 ⇒ 軽度の認知症が疑われる	MMSE・ HDS-R
⑤	「お風呂は自分ひとりで入って，洗うのに手助けは要りませんか？」	基本的 ADL	正：⑥は，失禁なし，もしくは集尿器で自立．入浴と排泄が自立していれば他の基本的ADLも自立していることが多い 否：入浴，排泄の両者が× ⇒ 要介護状態の可能性が高い	Barthel Index
⑥	「失礼ですが，トイレで失敗してしまうことはありませんか？」			
⑦	「自分が無力だと思いますか？」	情緒・気分	正：無力と思わない 否：無力だと思う ⇒ うつの傾向がある	GDS-15

（日本老年医学会：老年医学系統講義テキスト，西村書店，新潟，2013 より改変引用）

生活習慣病においてフレイルなどを臨床診断する意義

　サルコペニア・フレイル，老年症候群の存在は，脳卒中や心疾患の誘因・原因と考えられる生活習慣病（高血圧，糖尿病，脂質異常症）とも大きく関係し，心疾患・不整脈への介入や，脳卒中発症後の治療選択にも大きく影響するため，これらの臨床診断，評価の重要性は今後さらに増していくものと考えられる．

（長谷川 浩）

References

1) 日本老年医学会・日本糖尿病学会：高齢者糖尿病診療ガイドライン 2017，南江堂，東京，2017
2) 日本老年医学会編：高齢者高血圧診療ガイドライン 2017，日本老年医学会，東京，2017
3) 日本動脈硬化学会編：動脈硬化性疾患予防ガイドライン 2017 年版，日本動脈硬化学会，東京，2017
4) 日本動脈硬化学会編：動脈硬化性疾患予防のための脂質異常症診療ガイド 2018 年版，日本動脈硬化学会，東京，2018
5) AGS Public Policy Committee：Comrehensive geriatric assessment. *J Am Geriatr Soc* **37**：437-474, 1989
6) 小澤利男ほか：老年者の生活機能の総合評価. 老年医学テキスト，日本老年医学会編，メジカルビュー社，東京，1997，pp.92-109

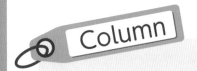

老人と保育目標

　名古屋大学病院の東南の一隅にひまわり保育園がある．1968年に職場共同保育所として誕生して50周年を迎えた．50周年記念の祝賀会が開催されて私も出席した．私はお祝いの言葉を述べるためにひまわり保育園のホームページを開いてみた．そこには下記のような「保育目標とその子ども像」が掲げられていた．

1：健康で生き生きと，じっくりものに取り組める子
2：自分のことは自分でできる子
3：自分の思っていること，考えていることをみんなの中で言える子
4：情操豊かな子
5：障害を持つ子と共に育ち合い，みんなを大切にする子
6：よく考えて見通しの持てる子

　私たちは大学の医学部を1970年に卒業しているので2020年に卒後50周年を迎える．先日，大学の同窓会があった．私はその乾杯の音頭をとった．冒頭でひまわり保育園の保育目標と子ども像を読み上げた．同窓生たちは現在のわが身に引き比べて感慨が深いようだった．以下は同窓生たちの感想である．

　「健康でいきいきと，じっくりと物に取り組み」たいが，思うようにはいかないのが実情だ．妻や娘に身の回りのことを頼って生活をするようになって「自分のことを自分でできない老人」になってしまった．周りのことが気になったり気が弱くなって，自分の思っていること，考えていることを皆の前で言えなくなってきた．ひがみっぽくなったが情操が豊かになったようには思えない．これからは「障害を持つ老人と助け合い，皆を大切にしたい」と思っている．よく考えれば考えるほどに先の見通しがたたないのが現状だ．

　そして私たちの結論は，保育園の理想な像を達成できぬままに老人になってしまった，ということだった．

（井口昭久）

PART 3

各疾患に対する治療とフレイル

1 高血圧の治療とフレイル

　高血圧治療の目的は，心血管病の発症・進展・再発の抑制，および死亡を減少させることであり，その基本は十分に血圧を下げることである．

　本邦では「高血圧治療ガイドライン 2019（JSH2019）」[1]において，高齢者の降圧目標を忍容性があれば原則として，65〜74 歳は 130／80 mmHg 未満，75 歳以上は 140／90 mmHg 未満を目指すとしている．各国のガイドラインでも，改訂されるたびに"the lower, the better"として厳格な降圧を求めている．しかしながら，フレイルな状況にある高齢者の高血圧については，「いつから」「どこまで」「どのように」降圧するかに関してはまだまだエビデンスが不足しているのが現状であり，今後こうしたフレイル高齢者におけるエビデンス集積が期待される．

■■■ 高齢者高血圧の特徴と留意点

　高齢者高血圧の特徴を示す（表❶）．高齢者は，血圧変動性が大きく，測定条件においても血圧は変動する．したがって，初診時は触診法を併用し，聴診間隙（コロトコフ音の消失）や偽性高血圧（高度動脈硬化によるカフによる動脈圧迫の不足）を見逃さないように注意する．家庭血圧や 24 時間自由行動下血圧の測定，および複数機会血圧測定をすることで，仮面高血圧や白衣高血圧を同定し，積極的な治療の必要性があるか考慮する．また起立性低血圧や食後低血圧の頻度も高い．起床後 1 時間以内および就寝前の適切な時間で血圧測定し，初診時や降圧薬変更時には起立時の血圧測定もおこなうことが必要である．鑑別については，高齢者においても二次性高血圧の鑑別が必要であり，特に動脈硬化による腎血管性高血圧や，内分泌性高血圧の原発性アルドステロンには注意が必要である．降圧薬のみならず多剤内服例が多いため，薬剤誘発性高血圧も見逃してはならない．複数の医療機関を受診し

表❶　高齢者高血圧の特徴

- ・血圧動揺性の増大
- ・収縮期高血圧の増加
- ・白衣高血圧の増加
- ・起立性低血圧や食後血圧低下の増加
- ・血圧日内変動で夜間非降圧型 non-dipper の増加
- ・早朝の昇圧（morning surge）例の増加
- ・主要臓器血流量や予備能の低下
- ・標的臓器の血流自動調節能の障害

ていることも多いため，他院での処方にも注意し，特に甘草を含む漢方薬や非ステロイド性抗炎症薬については，問診を怠らないようにする．

高齢者高血圧とフレイル

　フレイルの評価方法の一つに歩行速度がある．米国国民健康栄養調査（NHANES 1999〜2002 年）による，65 歳以上の高齢者 2,340 例において，歩行速度別に血圧と死亡との関連を検討した臨床研究がある（図❶）[2]．歩行速度が 0.8 m／秒（6 m／7.5 秒）以上である高齢者 1,307 例（平均年齢 72 歳，男性 52％）において，高血圧者（収縮期血圧 140 mmHg 以上）と比較し，非高血圧者では生命予後が不良であった．歩行速度 0.8 m／秒未満の高齢者 790 例（平均年齢 77 歳，男性 67％）では，収縮期血圧と死亡に有意差は認められなかった．さらに，6 m 歩行を完遂できない歩行不能高齢者 243 例（平均年齢 77 歳，男性 61％）では，収縮期血圧 140 mmHg 以上の死亡率は 140 mmHg 未満に比べ 35％有意に低下した．同研究における拡張期血圧

POINT

- ● 高齢者では血圧変動性が大きく，測定条件によっても血圧は変動することに留意する．
- ● 高血圧治療の原則は厳格な降圧であるが，歩行速度が低下したようなフレイルな高齢高血圧患者においては，降圧の適応や降圧目標は個別に判断する．

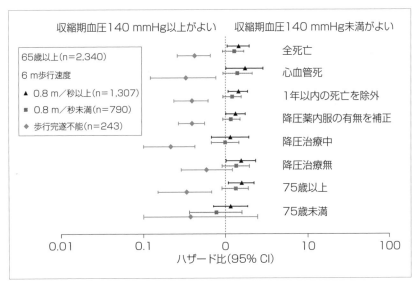

収縮期血圧140 mmHg以上がよい　　収縮期血圧140 mmHg未満がよい

65歳以上(n=2,340)
6 m歩行速度
▲ 0.8 m／秒以上(n=1,307)
■ 0.8 m／秒未満(n=790)
◆ 歩行完遂不能(n=243)

全死亡
心血管死
1年以内の死亡を除外
降圧薬内服の有無を補正
降圧治療中
降圧治療無
75歳以上
75歳未満

0.01　　　　　0.1　　　　　0　　　　　10　　　　　100
ハザード比(95% CI)

図❶　高齢者高血圧患者における歩行速度と予後との関係

（文献2より改変引用）

の検討では，歩行可能群では有意差が認められなかったものの，歩行不能群において拡張期血圧90 mmHg以上は死亡リスクの有意な低下を示した．以上，フレイル高齢者では積極的高血圧治療で死亡リスクがむしろ上昇する可能性が示唆されたことから，6 m歩行を完遂できないようなフレイル高齢者の降圧開始に関しては個別に判断する必要があるといえる．

　転倒による骨折は，その後の活動性の低下から要介護状態へ移行するリスクがある．フレイル高齢者に関する研究ではないものの，フレイルにつながりうる"転倒・骨折発生イベント"を検討した，高齢者を対象におこなわれた研究がある．新規に降圧薬を開始された高齢高血圧患者において，処方開

POINT

● 新規に降圧薬が投与された高齢高血圧患者においては，処方開始後の比較的早期に転倒・骨折リスクが上昇することから，投与開始時には注意し，また緩徐に降圧する．

始後 45 日以内の骨折発症リスクが，処方前あるいは処方開始後 90 日目以降と比較して 1.43 倍と有意に高値であったことが示されている[3]．さらに，高血圧と診断された 70 歳以上の在宅患者を対象とした追跡調査では，降圧薬治療は降圧薬の種類に関係なく重篤な転倒外傷のリスク増大と関連していた．重篤な転倒外傷が発生した群では，その発生がなかった群と比較して死亡率が高かった．さらに，過去に転倒のエピソードを有した患者では，重篤な転倒外傷発生リスクが 2 倍に上昇していた[4]．しかし，この転倒に関する研究では，どの程度の血圧レベルもしくは降圧強度であれば，重篤な転倒外傷を発生させるリスクがあるかについては明らかにされていない．

▮▮▮ 治療および管理

　降圧対象は，原則は非高齢者と同様であるものの，75 歳以上の収縮期血圧 140〜149 mmHg や自力で外来通院不能な患者（フレイル，認知症，要介護，エンドオブライフを含む）では個別判断とされている．降圧薬治療による心血管病発症抑制効果が示されている試験の登録基準を考慮すると，160／90 mmHg 以上であれば降圧薬治療を開始すべきである．一方，臨床研究に参加ができない程度に身体機能が低下した患者においては降圧の有用性を決定する因子を同定することは困難であり，現状においては降圧の適応や降圧目標は個別の判断とせざるを得ない．外来診療においては自力で通院可能な身体機能を有するか否かが 1 つの判断材料となる．

　JSH2019 では，降圧目標については，自力で外来通院可能な健康状態にある高齢者では忍容性があれば原則として，65〜74 歳は 130／80 mmHg 未満，75 歳以上は 140／90 mmHg 未満に下げることを目標としているが，前述した米国国民健康栄養調査（NHANES 1999〜2002 年）による歩行速度別の血圧と死亡との関連研究を踏まえ，「自力で外来通院不能な患者では個別に判断が必要」としている．また高齢者では，臓器血流障害や自動調節能障害が存在するため，降圧目標達成の際には，降圧スピードを考慮する必要がある．前述のとおり降圧薬の種類にかかわらず降圧薬治療開始後初期に転倒リスクが上昇する．したがって，緊急に下げる病態がない限り，高齢者の降

圧薬の初期投与量は常用量の1／2量から開始し，めまい，立ちくらみなど，脳虚血，心筋虚血，QOL の低下がないことを確認しながら，4週間〜3ヵ月間隔で増量する．特に起立性低血圧や食後低血圧の症例では，血圧が高い時ほど症状が出現しやすいため注意が必要である．

（池田 義之，大石　充）

■ **References** ■

1) 日本高血圧学会高血圧治療ガイドライン作成委員会：第8章 高齢者高血圧．高血圧治療ガイドライン 2019，日本高血圧学会，東京，2019
2) Odden MC *et al*：Rethinking the association of high blood pressure with mortality in elderly adults：the impact of frailty. *Arch Intern Med* **172**：1162-1168, 2012
3) Butt DA *et al*：The risk of hip fracture after initiating antihypertensive drugs in the elderly. *Arch Intern Med* **172**：1739-1744, 2012
4) Tinetti ME *et al*：Antihypertensive medications and serious fall injuries in a nationally representative sample of older adults. *JAMA Intern Med* **174**：588-595, 2014

PART 3

2 糖尿病の治療とフレイル

▌▌▌ 高齢者糖尿病の特徴

　高齢者糖尿病は加齢とともに増える病気である．65歳以上の人口の15〜20％は糖尿病であり，人口の高齢化に伴いますます増加している．この高齢者糖尿病でも，75歳以上の高齢者は認知機能障害やフレイル・要介護の頻度が多いことから，特に注意すべき「高齢者糖尿病」である．

　高齢者糖尿病は，①低血糖の症状が出にくく非典型的な低血糖症状のために低血糖が見逃されやすい．②高血糖の症状が出にくく脱水や感染症を契機に高浸透圧高血糖状態となる，③脳梗塞など動脈硬化の合併症をきたしやすい，④社会サポート不足により治療が困難となりやすい，⑤フレイル，日常生活動作（ADL）低下，サルコペニア，転倒，認知機能障害，うつ，低栄養，多剤併用などの老年症候群をきたしやすい[1]という特徴がある．すなわち，フレイルは糖尿病で特に起こりやすい老年症候群の一つである．

▌▌▌ 糖尿病とフレイルとの関連

　糖尿病はフレイルをきたしやすい疾患である．一方，フレイルがある高齢者は耐糖能異常をきたしやすく，糖尿病をきたしやすい．糖尿病患者がフレイルをきたしやすい原因としては，高血糖，低血糖，脂質代謝異常，腹部肥満，糖尿病合併症，動脈硬化性疾患の合併，身体活動量低下，低栄養などが考えられる．特に高血糖（HbA1c 8.0％以上），重症低血糖，大血管症はフレイル発症の危険因子となる．HbA1cは高値だけでなく低値でもフレイル発症の危険因子となる（図❶）[2]．フレイルは認知症，うつと同様に低血糖と双方向の関係があり，悪循環を形成しうる（図❷）．また，糖尿病患者では認知機能障害やうつなどをきたしやすいので，精神的フレイルをきたしやすくな

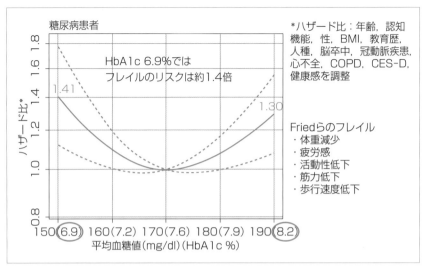

図❶ HbA1c 高値と低値の両者がフレイルの危険因子

Adult Changes in Thought study の高齢住民 1,848 人（糖尿病患者 200 人）の 4.8 年の追跡調査．HbA1c 6.9%ではフレイルのリスクは約 1.4 倍，8.2%では 1.3 倍

（文献 2 より引用）

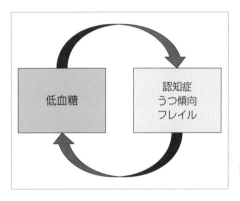

図❷ 低血糖と認知症，うつ，フレイルは悪循環を形成する

る．糖尿病にフレイルを合併すると死亡のリスクが高くなる[3]．

糖尿病とサルコペニアとの関連

糖尿病がフレイルをきたしやすい原因の一つに，糖尿病がサルコペニアを

きたしやすいことが考えられる．糖尿病におけるサルコペニアの有病率は約
15％であり，糖尿病がない人の約2.3倍である[4]．糖尿病では筋肉量がむし
ろ増加するという報告もあるが，下肢の筋力や筋肉の質（筋力／筋肉量）が
低下し，歩行速度やTimed Up and Go testで評価した身体能力が低下しやすい[5]．

　糖尿病がサルコペニアをきたしやすい要因は，インスリン抵抗性，インス
リン分泌低下，高血糖，糖尿病性神経障害，低栄養，身体活動量低下などが
ある．特に，未治療の患者では四肢の筋肉量が低下しやすく，高血糖（HbA1c
8.0％以上）の患者では筋肉の質が低下しやすい．

▌▌▌ 基本的な治療・管理の考え方

1. 食事療法

　高齢者糖尿病ではサルコペニア・フレイルを予防するような食事療法をお
こなうことが望ましい．まず，タンパク質を十分に摂ることである．高齢者
の筋肉の量と機能を保つためには少なくとも1.0〜1.2 g／kg体重／日のタン
パク質を摂取することが推奨される[6]．低栄養や低栄養のリスクがある場合，
すなわちすでにフレイルがある場合は1.2〜1.5 g／kg体重／日のタンパク質
の摂取が望ましい．また，ビタミン（D，A，B群）とミネラルを十分に摂取
することも大切である．

　厳格なエネルギー制限もQOLの低下だけでなく，サルコペニア・フレイル
をきたす場合があるので注意を要する．後期高齢者における体重減少は筋肉
量の減少をもたらす可能性があるので注意を要する．

2. 運動療法

　高齢者糖尿病におけるフレイルの発症や進行を防ぐためには，レジスタン
ス運動と多要素の運動をおこなうことが大切である．レジスタンス運動とは

POINT
● フレイルは糖尿病で特に起こりやすい老年症候群の一つである．一方，フレイ
ルがある高齢者は耐糖能異常をきたしやすく，糖尿病をきたしやすい．

負荷をかけておこなう筋力トレーニングである．レジスタンス運動は椅子を使ってのスクワット，ダンベル体操などである．市町村の運動教室や介護保険のデイケアを利用することを勧める．週2回以上おこなうことが大切である．糖尿病患者におけるレジスタンス運動は，筋力やHbA1cを改善することがメタ解析で示されている[7]．

多要素の運動は柔軟性運動，軽度のレジスタンス運動，バランス運動，有酸素運動を組み合わせながらおこなう運動で，レジスタンス運動の負荷を大きくしていく．安静がちの高齢糖尿病患者に多要素の運動をおこなうと，身体機能を向上させるだけでなく，認知機能を改善させる（図❸）[8]．

▍▍▍薬物療法の基本

高齢者糖尿病の薬物療法では，フレイルを予防するために，①低血糖，転倒・骨折，体重減少などの有害事象をできるだけ少なくするような治療，②腎機能評価による薬剤の用量調節，③アドヒアランス低下に対する治療の単純化をおこなうことが大切である．

重症低血糖は心血管疾患発症，死亡だけでなく，認知症発症の危険因子である．また，低血糖があると転倒や骨折をきたしやすい．したがって，低血糖の起こりにくい薬剤を中心に薬剤選択をおこなうことが望ましい．

スルホニル尿素薬（SU薬），メトホルミン，SGLT2阻害薬はeGFRcreまた

多職種の視点　高齢者糖尿病のチーム医療

糖尿病の診療は食事・運動療法，薬物療法のセルフケアを看護師・栄養士，薬剤師，理学療法士などで支援するチーム医療である．高齢者糖尿病の治療は身体機能，認知機能，心理状態，栄養，薬物，社会・経済状況を評価する高齢者総合機能評価（CGA）を多職種でおこなうことが大切である．後述のDASC-8は認知機能と手段的ADL，基本的ADLを同時に評価するものであり，CGAの第一歩ともいえる．医療スタッフがDASC-8の8つの質問を利用して，患者の生活機能を把握することは血糖コントロール目標や治療方針を決めるのに有用である．高齢者糖尿病のフレイル対策はレジスタンス運動を含む運動，栄養サポート，安全な薬物療法，社会サポートであり，CGAの結果にもとづいて多職種が連携しておこなうことが大切である．

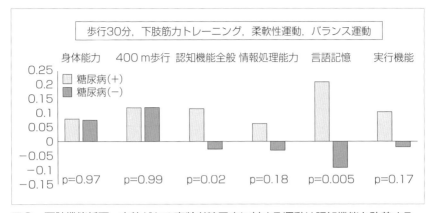

図❸　下肢機能低下，安静がちの高齢者糖尿病に対する運動は認知機能を改善する
糖尿病患者では認知機能全般と言語記憶が有意に改善し，実行機能と情報処理能力が改善傾向

（文献8より引用）

はeGFRcysを用いて，定期的に腎機能を評価して使用または用量調節をおこない，eGFR 30 ml／min／1.73 m²未満の場合は中止する．

　服薬やインスリン注射などアドヒアランス低下は，認知機能障害を合併した患者で，特に社会サポート不足がある場合に起こりやすい．高齢者糖尿病における血糖コントロール目標設定のためのカテゴリーⅡの段階から服薬アドヒアランス低下に注意する．

▐▐▐ 薬物治療のポイント・留意点

1. SU薬

　インスリン分泌を促す薬剤で重症低血糖を起こしやすい．SU薬のなかでも重症低血糖の起こりやすさが異なることも指摘されている．グリベンクラミドは作用時間が長く，米国などでは使用されていない．グリメピリドも腎機能が悪いとグリベンクラミドと同様に重症低血糖を起こすことが知られている．SU薬を用いたメタ解析ではグリクラジドにおける重症低血糖はグリメピリドの約9分の1であった．したがって，グリクラジドを低用量（たとえば10〜20 mg／日）で使用することが望ましい．

2. DPP-4 阻害薬

低血糖を起こしにくいので高齢者では使用しやすい．ただし，SU 薬に DPP-4 阻害薬を併用する場合には，重症低血糖を起こしやすいので SU 薬を減量するなどの注意が必要である．

3. メトホルミン

eGFR を用いて腎機能を定期的に評価しながら使用する．eGFR 45 ml／min／1.73 m^2 未満では減量をおこない，少量（500 mg／日）にとどめ，eGFR 30 ml／min／1.73 m^2 未満の場合は中止する．嘔気，嘔吐などの消化器症状に注意する．メトホルミンの使用は高齢者でも心血管疾患や死亡を減らし，フレイルに対して好影響を与えるという報告がある．メトホルミンによる乳酸アシドーシスは約 10 万人に 1 人で，極めてまれである．

4. SGLT2 阻害薬

尿にブドウ糖の排泄を促すことで血糖を下げ，体重減少をもたらす．高齢者でも心不全による死亡減少や腎保護作用がみられる．肥満傾向（BMI；22 以上）があり，認知機能や ADL が保たれている高齢者糖尿病で使用する．後期高齢者や老年症候群を伴った前期高齢者では慎重に投与する．脱水，性器感染症，ケトアシドーシスなどに注意する．

5. α-GI，グリニド薬

食後の高血糖を改善させる薬剤で 1 日 3 回食直前に服用するので，服薬アドヒアランスの低下に注意する．α-GI は放屁，腹部膨満感などに注意する．グリニド薬では，腎機能障害または高用量での使用の場合には低血糖に注意する．

POINT

- 高齢者糖尿病における血糖コントロール目標設定のためのカテゴリーⅡの段階から服薬アドヒアランス低下に注意する．

表❶　高齢者糖尿病の血糖コントロール目標（HbA1c値）

		カテゴリーⅠ		カテゴリーⅡ	カテゴリーⅢ
患者の特徴・健康状態		①認知機能正常 かつ ②ADL自立		①軽度認知障害～軽度認知症 または ②手段的ADL低下，基本的ADL自立	①中等度以上の認知症 または ②基本的ADL低下 または ③多くの併存疾患や機能障害
重症低血糖が危惧される薬剤（インスリン製剤，SU薬，グリニド薬など）の使用	なし	7.0%未満		7.0%未満	8.0%未満
	あり	65歳以上 75歳未満 7.5%未満 （下限6.5%）	75歳以上 8.0%未満 （下限7.0%）	8.0%未満 （下限7.0%）	8.5%未満 （下限7.5%）

治療目標は，年齢，罹病期間，低血糖の危険性，サポート体制などに加え，高齢者では認知機能や基本的ADL，手段的ADL，併存疾患なども考慮して個別に設定する．ただし，加齢に伴って重症低血糖の危険性が高くなることに十分注意する．

（文献9より改変引用）

6. アドヒアランス維持，治療の単純化

　服薬アドヒアランス低下がある場合には，処方の単純化をおこなう．すなわち，①服薬のタイミングを統一する（食直前など），②一包化する（SU薬は除く），③服薬数を減らす，④配合剤の利用，などを考慮する．

　カテゴリーⅢの場合には，①2型糖尿病患者のインスリン注射の回数を1日4回から1日1回の持効型インスリンと経口血糖降下薬に変更する，②インスリンを経口血糖降下薬に変更し，離脱する，③インスリンを週1回GLP-1受容体作動薬の注射に変更する，などの治療の単純化をおこなう．

▌▌▌ 高齢者糖尿病の血糖コントロール目標

　日本糖尿病学会と日本老年医学会の高齢者糖尿病の治療向上のための合同委員会により，高齢者糖尿病の血糖コントロール目標（HbA1c値）が発表さ

表❷ 認知・生活機能質問票（DASC-8）

記入日 　　年　　月　　日

		1点	2点	3点	4点	評価項目	
A	もの忘れが多いと感じますか	1. 感じない	2. 少し感じる	3. 感じる	4. とても感じる	導入の質問（評価せず）	
B	1年前と比べて，もの忘れが増えたと感じますか	1. 感じない	2. 少し感じる	3. 感じる	4. とても感じる		
1	財布や鍵など，物を置いた場所がわからなくなることがありますか	1. まったくない	2. ときどきある	3. 頻繁にある	4. いつもそうだ	記憶	近時記憶
2	今日が何月何日かわからないときがありますか	1. まったくない	2. ときどきある	3. 頻繁にある	4. いつもそうだ	見当識	時間
3	一人で買い物はできますか	1. 問題なくできる	2. だいたいできる	3. あまりできない	4. まったくできない	手段的ADL	買い物
4	バスや電車，自家用車などを使って一人で外出できますか	1. 問題なくできる	2. だいたいできる	3. あまりできない	4. まったくできない		交通機関
5	貯金の出し入れや，家賃や公共料金の支払いは一人でできますか	1. 問題なくできる	2. だいたいできる	3. あまりできない	4. まったくできない		金銭管理
6	トイレは一人でできますか	1. 問題なくできる	2. 見守りや声がけを要する	3. 一部介助を要する	4. 全介助を要する	基本的ADL	排泄
7	食事は一人でできますか	1. 問題なくできる	2. 見守りや声がけを要する	3. 一部介助を要する	4. 全介助を要する		食事
8	家のなかでの移動は一人でできますか	1. 問題なくできる	2. 見守りや声がけを要する	3. 一部介助を要する	4. 全介助を要する		移動

DASC-8 の合計点：（　　）点
（カテゴリー I：10点以下，カテゴリー II：11-16点，カテゴリー III：17点以上）
Assessment Sheet for Cognition and Daily Function-8 items(i.e. the Dementia Assessment Sheet for Community-based Integrated Care System-8 items)

れている（表❶）[9]．血糖のコントロール目標は，認知機能と ADL の評価にもとづき，認知機能正常でかつ ADL が保たれているカテゴリーⅠ，中等度以上の認知症または基本的 ADL 低下がみられるカテゴリーⅢ，その両者の中間のカテゴリーⅡの 3 つのカテゴリーに分けて設定する．

低血糖のリスクが危惧される薬剤を使用していない場合には，カテゴリーⅠとカテゴリーⅡでは，糖尿病合併症を防ぐための HbA1c 7.0％未満が目標となる．低血糖のリスクが危惧される SU 薬やインスリンを使用している場合には，HbA1c の目標値をやや甘めにし，目標下限値を設定している．たとえば，カテゴリーⅠとカテゴリーⅡの後期高齢者では血糖コントロール目標は HbA1c 8.0％未満で下限値は 7.0％となっている．

このカテゴリー分類をおこなうには，認知・生活機能質問票（DASC-8）を用いる（表❷）．DASC-8 は記憶，見当識，手段的 ADL（買い物，交通機関の利用，金銭管理），基本的 ADL（排泄，食事，移動）の 8 つの質問を 4 段階で評価し，その合計点でカテゴリーⅠ（8〜10 点），カテゴリーⅡ（11〜16点），カテゴリーⅢ（17〜24 点）と分類することができる[10]．カテゴリーⅡの段階からフレイルがある患者の頻度が増加するので注意をする必要がある．

（荒木　厚）

POINT

● 高齢者の血糖コントロール目標設定のためのカテゴリー分類をおこなうには，認知・生活機能質問票（DASC-8）を用いる．
● カテゴリーⅡからフレイルを伴う患者の頻度が増加するため注意する．

References

1) Araki A *et al*：Diabetes and geriatric syndromes. *Geriatr Gerontol Int* **9**：105–114, 2009
2) Zaslavsky O *et al*：Glucose Levels and Risk of Frailty. *J Gerontol A Biol Sci Med Sci* **71**：1223–1229, 2016
3) Hubbard RE *et al*：Comparison of the prognostic importance of diagnosed diabetes, co-morbidity and frailty in older people. *Diabet Med* **27**：603–606, 2010
4) Kim TN *et al*：Prevalence and determinant factors of sarcopenia in patients with type 2 diabetes. *Diabetes Care* **33**：1497–1499, 2010
5) Chiba Y *et al*：Risk factors associated with falls in elderly patients with type 2 diabetes. *J Diabetes Complications* **29**：898–902, 2015

6) Deutz NE *et al*：Protein intake and exercise for optimal muscle function with aging：recommendations from the ESPEN Expert Group. *Clin Nutr* **33**：929–936, 2014

7) Lee J *et al*：Resistance Training for Glycemic Control, Muscular Strength, and Lean Body Mass in Old Type 2 Diabetic Patients：A Meta-Analysis. *Diabetes Ther* **8**：459–473, 2017

8) Espeland MA *et al*：Effects of Physical Activity Intervention on Physical and Cognitive Function in Sedentary Adults With and Without Diabetes. *J Gerontol A Biol Sci Med Sci* **72**：861–866, 2017

9) 日本老年医学会・日本糖尿病学会：高齢者糖尿病診療ガイドライン 2017，南江堂，東京，2017，pp.45–48

10) Toyoshima K *et al*：Development of the Dementia Assessment Sheet for Community-based Integrated Care System 8-items, a short version of the Dementia Assessment Sheet for Community-based Integrated Care System 21-items, for the assessment of cognitive and daily functions. *Geriatr Gerontol Int* **18**：1458–1462, 2018

3 高齢者脂質異常症の治療とフレイル

　脂質異常症患者の多くは高齢者であり，健康寿命の維持のため，とくに前期高齢者では早期から積極的な介入をおこない，動脈硬化性疾患の予防に努める．一方，高齢者では，食事療法や運動療法，薬物治療においてさまざまな問題が起こりやすく，個々の患者のADLや生活環境に応じた，きめ細かな対策が必要である．近年フレイルは新たな心血管リスクであることが示唆されており，脂質異常症を含む危険因子の包括的な管理が重要である．

▐▐▐ 高齢者脂質異常症の疫学と脂質低下療法のエビデンス

　平成29年患者調査によれば，わが国の脂質異常症患者の推計は約220万人（男性約64万人，女性約156万人）とされ，そのうち3分の2が65歳以上の高齢者である．

　高齢者においても，総コレステロール（TC），LDL-コレステロール（LDL-C），non-HDL-コレステロール（non-HDL-C）値と冠動脈疾患の発症には正の相関があり，スタチン治療による冠動脈疾患の二次予防効果，および前期高齢者（75歳未満）においては一次予防効果が期待できる[1]．高齢者では，脳卒中発症と血清脂質との相関を否定する疫学研究が多いが，メタ解析では，スタチンによる脂質低下療法が，60歳以上の高齢者の致死性，非致死性脳卒中を24％有意に低下させた[2]．日本人でも，J-STARS（登録患者の平均年齢66.2歳）において，プラバスタチン投与がアテローム血栓性脳梗塞の再発を67％抑制した[3]．少なくとも前期高齢者では，非心原性脳梗塞に対する脂質低下療法の一次予防効果は期待できると考えられる[1]．

　スタチンによる血管性認知症予防を直接検証した研究はないが，脳卒中は認知症発症リスクを倍増させることから，スタチンの脳卒中抑制効果が血管性認知症予防につながることが期待できる．スタチンなどLDL-C低下療法に

LDL コレステロール	140 mg/dl 以上	高コレステロール血症
	120〜139 mg/dl	境界域高コレステロール血症
HDL コレステロール	40 mg/dl 未満	低 HDL コレステロール血症
トリグリセライド	150 mg/dl 以上	高トリグリセライド血症
Non-HDL コレステロール	170 mg/dl 以上	高 non-HDL コレステロール血症
	150〜169 mg/dl	境界域高 non-HDL コレステロール血症

（文献 1 より引用）

表❷　高齢者の主な続発性脂質異常症

- ●甲状腺機能低下症
- ●糖尿病，肥満
- ●ネフローゼ症候群，腎不全
- ●アルコール性肝障害，閉塞性黄疸（肝臓癌など）
- ●薬剤性（サイアザイド系利尿薬，β遮断薬，副腎皮質ステロイドなど）

よる認知機能への悪影響は，メタ解析や介入試験の結果から現在は否定的である．

　脳・心血管病など動脈硬化性疾患は，日本人の死因の約 4 分の 1 を占めるとともに，要介護および高齢者の入院については最大の原因疾患である．動脈硬化性疾患の最大の危険因子の一つである脂質異常症は，その頻度もさることながら，高齢者おいて最も適切な治療と管理が必要な疾患の一つである．

▌▌▌ 高齢者脂質異常症の診断と管理目標

　脂質異常症の診断基準は高齢者も成人と同様である（表❶）[1]．高齢者では甲状腺機能低下症などによる続発性脂質異常症も多く，診断に際し注意が必要である（表❷）．

　脂質異常症の管理目標も，前期高齢者については成人と同様に設定する

表❸　脂質異常症の管理目標

治療方針の原則	管理区分	脂質管理目標値（mg/dl）			
		LDL-C	Non-HDL-C	TG	HDL-C
一次予防 まず生活習慣の改善を行った後薬物療法の適用を考慮する	低リスク	<160	<190	<150	≧40
	中リスク	<140	<170		
	高リスク	<120	<150		
二次予防 生活習慣の是正とともに薬物治療を考慮する	冠動脈疾患の既往	<100 (<70)*	<130 (<100)*		

*家族性高コレステロール血症，急性冠症候群，糖尿病で他の高リスク病態を合併する場合に考慮する

（文献 1 より引用）

（表❸）[1]．高齢者でも二次予防では厳格な管理が必要であり，血清 LDL-C 100 mg/dl 未満の確実な達成が求められる．一次予防でも，糖尿病・慢性腎臓病・非心原性脳卒中・末梢動脈疾患を合併する場合は高リスクである．これら以外は，吹田スコアに基づく「冠動脈疾患発症予測モデル」[4]によるリスク評価をおこなうが，加齢は動脈硬化性疾患発症の最大の危険因子であり，他の危険因子の合併の有無にかかわらず，高齢者は中リスク以上に分類される．

　後期高齢者でも，脂質低下療法による二次予防効果は期待できる．一次予防効果のエビデンスは十分ではないが，未治療の日本人後期高齢者高 LDL-C 血症患者 3,796 人を対象とした EWTOPIA75 試験において，エゼチミブによる脂質低下療法が初回複合心血管イベント（突然死，心筋梗塞，冠血行再建，脳卒中）の発生を 34％ 抑制した[5]．言うまでもなく，すでに脂質異常症治療中の患者に対して，年齢だけを理由に治療継続の可否を決定するべきではない．一方，余命が一年以内のエンドオブライフにおいて，服用中のスタチンを中止することは安全であり，QOL の改善や医療費の節約効果が期待できる[6]．

高齢者 ADL と脂質異常症—包括的リスク管理の重要性

NIPPON DATA90 において，65 歳以上の日本人高齢者 1,222 人を 5 年間追跡した結果，高血圧，糖尿病，脂質異常症，肥満，喫煙などの危険因子の合併数が多いほど手段的 ADL（IADL）の低下が大きかった[7]．一方，個々の血清脂質の寄与については，女性の低 HDL-C 血症のみ有意に IADL の低下を示した．高コレステロール血症，高トリグリセライド血症は有意差を認めなかったが，高血圧，糖尿病など他の危険因子も単独では IADL の有意な低下を示していないことから，脂質異常症を含む危険因子の包括的な管理が，高齢者の ADL 低下防止に重要であると考えられる．

フレイルと心血管イベントリスク

経皮的冠動脈形成術後や急性冠症候群（acute coronary syndrome：ACS）後の患者にはフレイルが高率に合併し，死亡の増加など予後の悪化と関連することが報告されている[8)9)]．65 歳以上の非 ST 上昇型 ACS 患者を対象に，心血管イベント予後とフレイルの関連を前向きに検討した報告では，フレイル群で複合心血管イベント（心血管死，心筋梗塞，脳卒中）および総死亡が有意に増加した[10]．

一方，加齢とともに血清 TC 値，LDL-C 値は減少する．脂質異常症とフレイル発症リスクとの直接の相関は明らかではないが，フレイルは糖尿病発症リスクや慢性腎臓病の予後を悪化させることが知られており[11)12)]，これら危険因子や炎症機転を介してフレイルが脂質代謝にも影響を及ぼし，心血管イベントリスクを増悪させる可能性が考えられる．

POINT

- 脂質異常症患者の多くは高齢者であり，冠動脈疾患や虚血性脳卒中など動脈硬化性疾患を予防し健康寿命を維持するため，特に前期高齢者では，早期から適切な管理や治療介入が必要である．
- フレイルは新たな心血管リスクであることが示唆されており，高齢者の ADL 低下防止の上でも，脂質異常症を含む危険因子の包括的な管理が重要である．

高齢者脂質異常症における栄養管理

　高齢者においても動脈硬化性疾患予防の基本は生活習慣の改善であるが，合併症や社会環境など，個々の症例に対応したきめ細かな指導が必要である．

　食事療法のエビデンスは十分ではないが，特に後期高齢者では，厳格な食事療法はかえって栄養状態の悪化を招く場合がある．極度のカロリー制限を避け，重度の腎機能障害を除き，適正体重（kg）あたり 1 日 1.0 g 以上のタンパク質摂取を勧め，筋肉量維持を図る．LDL-C が高い場合は，トランス脂肪酸や飽和脂肪酸の摂取を控え，n-3 系多価不飽和脂肪酸や食物繊維を勧める．一方で，水産加工品に依存した魚介類摂取は食塩の過剰摂取につながり，不溶性食物繊維の摂りすぎは便秘を悪化させる可能性があり，丁寧な栄養指導が必要である．

　運動療法も，高齢者では，整形外科疾患や心肺機能低下に留意し，個々の患者の特性に合わせ実施する．タンパク質補強とレジスタンス運動の併用がフレイル高齢者の筋肉量を改善したという報告があり[13]，可能であれば，1 日 30 分以上の有酸素運動とともに，大腿四頭筋などの筋力維持強化を目的としたレジスタンス運動をおこなうことが望ましい．

高齢者脂質異常症における薬物治療の留意点

　スタチンやエゼチミブは高齢者でも比較的安全に使用しうる脂質異常症治療薬であるが，加齢に伴う腎機能低下は横紋筋融解症のリスクとなり，高齢者では慎重な投与が推奨される．また，安易な薬物増量はポリファーマシーを生む要因となる．脂質異常症治療薬のアドヒアランスは 50 歳未満と 70 歳以上，女性，低収入者で低いことが知られており，とくに高齢者では，個々の ADL や生活環境に応じてチーム医療の一貫として対応することが求められる．

　スタチンによる糖尿病発症リスクはメタ解析でも相反する結果が示されているが，適正量の投与を心がけ，スタチン使用中は定期的に血糖値等をモニターすることが望ましい．また，筋障害はスタチンの代表的な副作用の一つ

であるが，スタチンの長期連用によるサルコペニアの発症リスクについて報告はない．スタチンの高齢者ADLへの影響については十分なエビエンスがなく，今後大規模な検討やメタ解析の結果が待たれるところである．

（南 学）

POINT

● 高齢者においても動脈硬化性疾患予防の基本は食事療法など生活習慣の改善であるが，厳格な食事療法は栄養状態の悪化を招く可能性があり，個々の症例に対応したきめ細かな指導が必要である．
● 薬物療法ではポリファーマシーを回避し，個々のADLや生活環境に応じてチーム医療の一貫として対応することが必要である．

■ **Referances** ■

1) 日本動脈硬化学会編：動脈硬化性疾患予防ガイドライン2017年版．日本動脈硬化学会，東京，2017
2) Robert CG et al：Efficacy and safety of statin monotherapy in older adults：a meta-analysis. J Gerontol A Biol Sci Med Sci 62：879-887, 2007
3) Hosomi N et al：The Japan Statin Treatment Against Recurrent Stroke（J-STARS）：A Multicenter, Randomized, Open-label, Parallel-group Study. EBioMedicine 2：1071-1078, 2015
4) 日本動脈硬化学会ホームページ：冠動脈疾患発症予測モデル
   http://www.j-athero.org/
5) Ouchi Y et al：Ezetimibe Lipid-Lowering Trial on Prevention of Atherosclerotic Cardiovascular Disease in 75 or Older(EWTOPIA 75)：A Randomized, Controlled Trial. Circulation 140：992-1003, 2019
6) 日本老年医学会編：高齢者脂質異常症診療ガイドライン2017．日本老年医学会，東京，2017
7) Hayakawa T et al：Relationship between 5-Year Decline in Instrumental Activity of Daily Living and Accumulation of Cardiovascular Risk Factors：NIPPON DATA90. J Atheroscler Thromb 17：64-72, 2010
8) Sanchis J et al：Frailty and other geriatric conditions for risk stratification of older patients with acute coronary syndrome. Am Heart J 168：784-791, 2014
9) Sujino Y et al：Impact of hypoalbuminemia, frailty, and body mass index on early prognosis in older patients（≧85 years）with ST-elevation myocardial infarction. J Cardiol 66：263-268, 2015
10) White HD et al：Frailty is associated with worse outcomes in non-ST-segment elevation acute coronary syndromes：Insights from the TaRgeted platelet I nhibition ti cLarify the Optimal strategy to medically manege Acute Coronary Syndromes（TRILOGY ACS）trial. Eur Heart J Acute Cardiovasc Care 5：231-242, 2016
11) Walston J et al：Frailty and activation of the inflammation and coagulation systems with and without clinical comorbidities：results from the Cardiovascular Health Study. Arch Intern Med 62：2333-2341, 2002
12) Walker SR et al：Association of frailty and physical function in patients with non-dialysis CKD：a systematic review. BMC Nephrol 14：228, 2013

13) Tieland M *et al*：Protein supplementation increases muscle mass gain during prolonged resistance-type exercise training in frail elderly people：a randomized, double-blind, placebo-controlled trial. *J Am Med Dir Assoc* **13**：713-719, 2012

多	職	種
の	視	点	高齢者の生活習慣病対策における薬剤師の役割

脂質異常症だけでなく，高血圧，糖尿病や心臓病などの複数の疾患を合併し，さまざまな診療科を同時に受診することが多い高齢者は，足し算的に服用薬が増えてしまうポリファーマシーの問題を抱えていることがよくあります．薬剤の重複投与や薬物相互作用を未然に防ぐためにも，地域のかかりつけ薬局・薬剤師による一元的管理が重要です．薬剤師は多職種との連携を積極的に図り，薬学的アプローチから副作用の重篤化回避や，患者さんの生活パターンに応じた処方提案や処方設計をおこないサポートします．
（薬剤師・老本名津子）

4 肥満症・メタボリック シンドロームの治療とフレイル

▌▌肥満症・メタボリックシンドローム

"肥満症"とは，BMI≧25 の"肥満"のうち肥満に起因ないし関連する健康障害を合併するか，その合併が予測される場合（内臓脂肪型肥満）で，医学的に減量を必要とする病態を指し，疾患単位として取り扱う．肥満に伴う健康障害側からみればその成因はさまざまであるが，肥満・内臓脂肪蓄積がその基盤にある病態とそうでないものを区別し合併症検索をおこなっていくとともに，肥満症では生活習慣改善指導を第一に治療介入する意義を明確にすることが肥満症の概念として重要である（図❶）[1]．

メタボリックシンドロームとは，食習慣の偏り・身体活動量の不足を背景とした内臓脂肪蓄積を基盤とした，糖・脂質代謝異常，血圧高値を複数呈した病態であり，動脈硬化性心血管疾患の易発症状態を 1 つの病態としてとらえたものである（表❶[2]，図❷）．特定健診・保健指導は，この内臓脂肪蓄積をターゲットとして，動脈硬化性心血管疾患を地域・職域で中年期から予防することが大きな目的である．内臓脂肪面積は特に男性では多様であり，BMI＜25 でも内臓脂肪蓄積（内臓脂肪面積 visceral fat area；VFA≧100 cm^2）を認める例は相当数（自験例では健診受診者の BMI＜25 のうち 27%）存在する．そのような例においても複数の心血管リスクを保有している場合が多く，内臓脂肪を減少させることでリスクの包括的改善を目指す[3]．

また，超高齢社会を迎えたわが国において，いかに自立状態を維持し，歳を重ねることができるか（健康長寿を全うする）という壮年期・中年期からの予防の視点がますます重要になっている．フレイルは，「身体」の虚弱（フィジカルフレイル），「こころ／認知」の虚弱（メンタル・コグニティブフレイル），「社会性」の虚弱（ソーシャルフレイル）の 3 要素からなる概念であるが，病態としては，サルコペニアと認知症が中核となる．

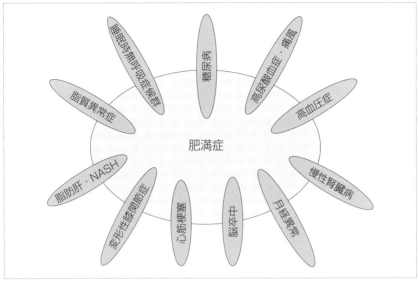

図❶　肥満症の概念

BMI 25 kg／m²以上の「肥満」を認め，健康障害を合併するか，将来の合併が予想される内臓脂肪型肥満を「肥満症」として，医学的に減量が必要な疾患ととらえる．肥満症の概念は，個々の疾病側から肥満・内臓脂肪蓄積を評価し，その疾病が肥満・内臓脂肪蓄積に起因するかを評価するものであり，減量・内臓脂肪減少によりその疾患の改善を図る．

（松澤佑次：諸外国にはない肥満症という概念．日内会誌 **100**：894-896，2011より一部改変引用）

サルコペニアと肥満症・メタボリックシンドローム

　サルコペニア（EWGSOP 2010，AWGS 2014）は，握力，歩行速度であらわされる身体機能の低下と骨格筋量の低下とで定義されており，日本人の65歳以上におけるサルコペニアの有病率は 7〜20 ％程度[1)4)]で，高齢のやせ症例においてよく見受けられる．一方，サルコペニア肥満は，1996 年にHeber らによって提唱されたが，肥満者のなかで骨格筋量が少ない集団をサルコペニア肥満と定義している．肥満者においてサルコペニアの診断基準に該当する割合は，非肥満者における割合より少なく，サルコペニアの診断基準に合致する純然たるサルコペニア肥満は相対的には少数であり，海外の報告によれば，肥満者の 10 ％程度である[5)]．ただ，肥満・内臓脂肪蓄積にサルコペニアを合併すると（体重が重い分）日常生活の制限をきたしやすく，日

表❶　メタボリックシンドロームの診断基準

内臓脂肪蓄積 （腹腔内脂肪蓄積）	ウエスト周囲長 （内臓脂肪面積　男女とも≧100 cm²に相当）	男性≧85 cm 女性≧90 cm
	上記に加え以下のいずれか 2 項目以上 （男女とも）	
高トリグリセライド血症 低 HDL-コレステロール血症	かつ／または	≧150 mg／dl <40 mg／dl
収縮期血圧 拡張期血圧	かつ／または	≧130 mmHg ≧85 mmHg
空腹時高血糖		≧110 mg／dl

※ CT スキャンなどで内臓脂肪量測定をおこなうことが望ましい.
※ウエスト周囲長は立位, 軽呼気時, 臍レベルで測定する. 脂肪蓄積が著明で臍が下方に偏位している場合は, 肋骨弓下縁と前腸骨稜上線の中点の高さで測定する.
※メタボリックシンドロームと診断された場合, 糖負荷試験が勧められるが診断に必須ではない.
※高トリグリセライド血症, 低 HDL-コレステロール血症, 高血圧, 糖尿病に対する薬剤治療をうけている場合は, それぞれの項目に含める.

（文献 2 より一部改変引用）

常生活動作（ADL）が低下する[1]. そして, 身体活動量の不足 → 身体機能・筋量の低下の悪循環を惹起する. また後述するように, サルコペニア肥満では全身の慢性炎症状態, インスリン抵抗性が強く, その過程で動脈硬化に伴う心血管イベントを引き起こすというリスクを包含している. 海外の報告では, サルコペニア肥満者は, サルコペニアもしくは肥満単独の例に比べて23%心血管イベントが高いとされている[6]. ただ, 反対の報告や, それぞれの研究でのサルコペニアの診断基準や対象症例の相違などもあり, 今後の前向き臨床研究が期待される.

　高齢者の糖尿病患者では非糖尿病患者に比べ, サルコペニア合併は多い[7)8)]. 糖尿病患者でサルコペニアに陥りやすい機序としては, インスリン抵抗性[9], 運動ニューロンを含む神経障害[10], 高血糖[11]などが考えられている. 高齢者の下肢筋力や握力低下はインスリン抵抗性と関連しており[9], インスリン-PI3K-mTOR 系の活性低下により骨格筋のタンパク合成が低下すると考

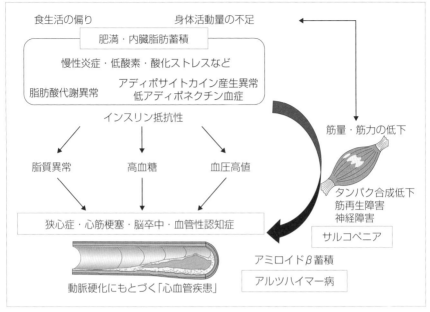

図❷　メタボリックシンドロームとサルコペニア・認知症
肥満脂肪組織ではアディポサイトカイン産生異常をはじめとする脂肪細胞機能異常を呈し，インスリン抵抗性を基盤として，糖・脂質代謝異常，血圧高値を惹起し，動脈硬化性心血管疾患に至り，血管性認知症につながる．同時にインスリン抵抗性は脳内アミロイドβの蓄積などを惹起しアルツハイマー病のリスクとなる．またインスリン抵抗性は筋タンパク合成低下などを介してサルコペニアにつながる．心血管疾患・サルコペニア・認知症による身体機能および ADL 低下が更なる筋量・筋力低下を招き悪循環に陥る．

えられている[12]．したがってサルコペニア肥満例の糖尿病合併状態では，強いインスリン抵抗性に加え，高血糖，神経障害などが加わり，筋量・筋力低下 → 身体機能低下 → ADL の低下 → 更なる筋量・筋力の低下といった悪循環に拍車がかかる（図❷）．

　サルコペニア肥満の成因には，内臓脂肪蓄積 → 慢性炎症状態 → 筋量・筋

POINT

● メタボリックシンドロームは，食生活の偏りや身体活動量の不足を背景とした内臓脂肪蓄積を基盤病態とし，脂質代謝異常，血圧高値，血糖高値を複数合併する動脈硬化性疾患の易発症病態である．

力の低下（サルコペニア）や，動脈硬化性心血管疾患を合併 → ADL 低下 → サルコペニアに至る過程などが考えられる．蓄積内臓脂肪では，脂肪組織にマクロファージが浸潤し，レプチンや炎症性サイトカインである TNFα の産生が亢進し，抗炎症作用をもつアディポネクチンの分泌低下といったアディポサイトカインの産生異常が惹起される．これらは血流にのり，全身の慢性炎症状態，インスリン抵抗性を招き，糖・脂質代謝異常，高血圧，動脈硬化症につながるとともに，骨格筋量や筋力の減少をきたすと考えられている．実際に腹部肥満をベースとしたサルコペニア症例では，炎症性サイトカインである IL-6 の血中濃度が高値であることが報告されている[13]．ただし，ステロイドホルモンやインスリン–IGF1 による骨格筋量調節機構に比べて，これら炎症性サイトカインやアディポサイトカインの骨格筋への作用メカニズムの詳細はまだまだ明らかになっておらず，今後の基礎研究の展開にも興味がもたれる．

▮▮▮ 認知症と肥満症・メタボリックシンドローム

認知症をきたす疾患のうち半数近くがアルツハイマー病であり，2 番目が血管性認知症，両者が混在していると考えられる混合型を合わせると認知症のうち 8 割近くに及ぶ[14]．血管性認知症は脳の動脈硬化性変化が病態であるので，内臓脂肪蓄積が予防のターゲットの一つであることは言うまでもない．アルツハイマー病の非遺伝的な危険因子として，肥満，糖尿病，高血圧，メタボリックシンドローム，高コレステロール血症などが報告されている．

多	職	種	
の	視	点	**高齢者肥満症の食事・運動指導**

高齢者肥満症のなかで問題となるのがサルコペニア肥満である．サルコペニア肥満は，糖尿病などの生活習慣病のみならず身体的フレイルの一要因となるため，食事・運動習慣を見直す必要がある．サルコペニア肥満者の食事は，糖質を多く摂取する傾向にあり，タンパク質摂取量が不足しがちなので，カロリーを控え良質なタンパク質と食物繊維，カルシウムを含むバランスのよい食事を提示している．運動は，体脂肪を燃焼し筋力維持につながるウォーキングやスクワットを指導するほか，掃除，草むしりなどの生活活動量を増やす指導をおこなっている．（看護師・藤原優子）

特に内臓脂肪蓄積を基盤とするインスリン抵抗性の関与が大きいことが複数示されており[15)～18)]，中年期の肥満がアルツハイマー病の独立した危険因子であり，発症後の増悪因子でもあることが報告されている[17)]．Whitmer らの報告では，肥満者ではアルツハイマー病の発症リスクが 3.1 倍，血管性認知症の発症リスクが 5 倍であることが示されている[18)]．インスリン抵抗性に伴う高インスリン血症が脳内の高インスリン状態を惹起し，インスリン分解酵素の共通な基質であるアミロイド β の分解が競合阻害され，海馬でのアミロイド β 蓄積亢進が認められることが動物実験で示されている[19)]（図❷）．また，さまざまな炎症性サイトカインがアルツハイマー病の病理変化を進行させることが示されている[20)]が，脂肪組織から分泌されるアディポサイトカインによる機序は明らかではなく，今後の研究が期待される．

　肥満症ではさまざまな精神疾患との合併を高頻度に認める[1)]．特にうつ病の有病率が高く，またうつ病も肥満症への進展リスクを高め双方向性の関連がある．うつ病は，社会的フレイルに関連が強く，心理行動療法的アプローチも中年期からの肥満症対策において重要である．認知症予防のためのライフスタイルとして米国国立衛生研究所（NIH）のホームページでは，①糖尿病のコントロール，②高血圧と脂質異常症の改善，③適正な体重，④社会交流と知的な活動，⑤運動の習慣，⑥果物と野菜の摂取，⑦禁煙，⑧うつ病の治療が提唱されている．大部分がメタボリックシンドローム対策とオーバーラップしているが，メンタルヘルスについてもその重要性が指摘されている．

　内臓脂肪蓄積の評価に加えて，筋量・身体機能を高齢者はもちろん，壮年期から継続的に評価すること（肥満内臓脂肪蓄積症例のなかから"サルコペニア肥満"を選び出すこと）は，心血管疾患・認知症のハイリスク状態をとらえるうえでも，またその後の運動指導を含めた保健指導・療養指導，介護

POINT

● 肥満症・メタボリックシンドロームは，内臓脂肪蓄積に伴うインスリン抵抗性などを介して，将来のフレイル（サルコペニア，認知症）のリスクとなる．

● 急激な減量はサルコペニアに繋がる可能性があり，内臓脂肪，骨格筋量をきめ細かく評価しながら，生活習慣改善指導をおこなう．

予防を考えるうえでもますます重要な視点となる。その際体重（BMI）は，特に高齢者の場合，脂肪蓄積のみを必ずしも反映せず，骨格筋量にも留意すべきである．そこで，ウエスト周囲長測定，より正確にはCT法やインピーダンス法による内臓脂肪面積の測定がよい指標となり，併せてDXA法やインピーダンス法による骨格筋量の測定や，握力をはじめとする筋力や歩行速度の評価が，そのリスク評価や運動療法の効果判定に有用である．

内臓脂肪を減少させると，アディポサイトカインの産生異常が改善し，糖・脂質・尿酸代謝異常，血圧高値といった心血管リスク因子がトータルに改善する[3]．内臓脂肪を減少させるには，摂取エネルギー制限を中心とした食事療法が基盤となるが，心肺機能，身体機能に留意しながら積極的にレジスタンス運動も含めた運動療法を取り入れることは，内臓脂肪減少のみならず，筋量・身体機能維持・改善につながり，インスリン抵抗性改善，サルコペニア予防・認知症予防の観点からも重要と考えられる．

今後，サルコペニア肥満の定義，適切な評価指標の統一と普及が期待される．重要なことは，内臓脂肪に加え，身体機能および骨格筋量を評価することにより，その対象者の病態を把握し，将来のフレイルに対するリスク評価と適切な保健指導・療養指導に役立てることである．

（西澤　均）

■ References ■

1) 日本肥満学会：肥満症診療ガイドライン2016，ライフサイエンス出版，東京，2016
2) メタボリックシンドローム診断基準検討委員会：メタボリックシンドロームの定義と診断基準．日内会誌 **94**：794-809，2005
3) Okauchi Y *et al*：Reduction of visceral fat is associated with decrease in the number of metabolic risk factors in Japanese men. *Diabetes Care* **30**：2392-2394, 2007
4) Yamada M *et al*：Prevalence of sarcopenia in community-dwelling Japanese older adults. *J Am Med Dir Assoc* **14**：911-915, 2013
5) Baumgartner RN：Body Composition in Healthy Aging. *Ann N Y Acad Sci* **904**：437-448, 2000
6) Stephen WC *et al*：Sarcopenic-obesity and cardiovascular disease risk in the elderly. *J Nutr Health Aging* **13**：460-466, 2009
7) Park SW *et al*：Accelerated loss of skeletal muscle strength in older adults with type 2 diabetes：the health, aging, and body composition study. *Diabetes Care* **30**：1507-1512, 2007
8) Park SW *et al*：Excessive loss of skeletal muscle mass in older adults with type 2 diabetes. *Diabetes Care* **32**：1993-1997, 2009
9) Abbatecola AM *et al*：Insulin resistance and muscle strength in older persons. *J Gerontol A Biol Sci Med Sci* **60**：1278-1282, 2005

10) Andersen H *et al* : Association of muscle strength and electrophysiological measures of reinnervation in diabetic neuropathy. *Muscle Nerve* **21** : 1647-1254, 1998
11) Park SW *et al* : Decreased muscle strength and quality in older adults with type 2 diabetes : the health, aging, and body composition study. *Diabetes* **55** : 1813-1838, 2006
12) Ali S *et al* : Sarcopenia, cachexia and aging : diagnosis, mechanisms and therapeutic options- a mini-review. *Gerontology* **60** : 294-305, 2014
13) Schrager MA *et al* : Sarcopenic obesity and inflammation in the InCHIANTI study. *J Appl Physiol* (*1985*) **102** : 919-925, 2007
14) Matsui Y *et al* : Incidence and survival of dementia in a general population of Japanese elderly : the Hisayama study. *J Neurol Neurosurg Psychiatry* **80** : 366-370, 2009
15) Craft S : Insulin resistance syndrome and Alzheimer disease : pathophysiologic mechanisms and therapeutic implications. *Alzheimer Dis Assoc Disord* **20** : 298-301, 2006
16) Duron E *et al* : Vascular risk factors, cognitive decline, and dementia. *Vasc Health Risk Manag* **4** : 363-381, 2008
17) Vanhanen M *et al* : Association of metabolic syndrome with Alzheimer disease : a population-based study. *Neurology* **12** : 843-847, 2006
18) Whitmer RA *et al* : Midlife cardiovascular risk factors and risk of dementia in late life. *Neurology* **64** : 277-281, 2005
19) Farris W *et al* : Insulin-degrading enzyme regulates the levels of insulin, amyloid beta-protein, and the beta-amyloid precursor protein intracellular domain *in vivo*. *Proc Natl Acad Sci U S A* **100** : 4162-4167, 2003
20) Biessels GJ *et al* : Risk of dementia in diabetes mellitus : a systematic review. *Lancet Neurol* **5** : 64-74, 2006

5 | 高尿酸血症の治療とフレイル

　高尿酸血症は，高血圧など生活習慣病と高頻度に合併する．一方で，高尿酸血症自体が高血圧発症のリスクとなることや，尿酸低下療法によって心血管イベントが抑制される可能性が報告され，心血管リスクとしての尿酸の意義が強調されるようになった．高尿酸血症には，中高年の肥満やメタボリックシンドロームに代表される代謝異常に合併する病態と，慢性腎臓病（CKD）や心不全など高齢者に多くフレイルも合併しやすい病態がある．ここでは，高齢者における高尿酸血症の病態とフレイルの観点からみた尿酸管理について解説する．

▌▌▌ 高齢者高尿酸血症の特徴

　われわれが，高血圧専門外来で調査した降圧薬服用者667名（男性308名，女性359名，平均年齢67歳）における高尿酸血症（尿酸値＞7.0 mg／dl または尿酸降下薬服用者）の頻度は男性で40.6％，女性で8.6％と特に男性で高頻度に認めた（図❶）[1]．これは，日本人における高尿酸血症の頻度に関して，冨田ら[2]が報告した成人男性25〜30％，50歳以降の女性3〜4％に比べ，高頻度である．高尿酸血症はメタボリックシンドロームと高率に合併することが知られているが，われわれもメタボリックシンドローム合併高血圧男性の50％に高尿酸血症を合併することを報告している[3]．メタ解析を含む国内外の疫学調査から，高尿酸血症自体が高血圧発症のリスクとなること，アロプリノールを用いた尿酸低下療法が降圧をもたらすことが明らかとなっていることからも，高尿酸血症と高血圧に密接な関係があることが示唆される[4)5)]．

　一方，調査期間1ヵ月の間にわれわれの病院を受診し，血清尿酸値を測定した2,303名のなかで血清尿酸値が7.0 mg／dlを超えていた305名（13.2％，

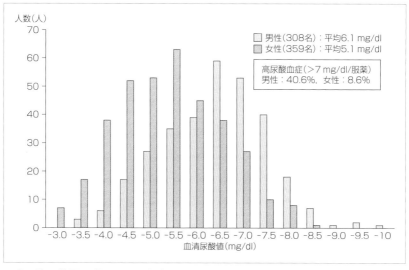

図❶　降圧薬服用者における血清尿酸値の分布

（文献 1 より引用）

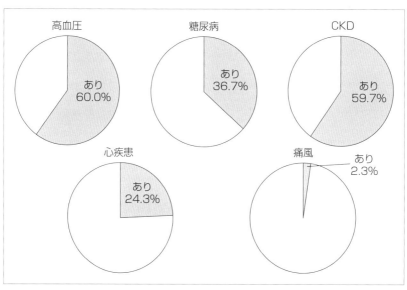

図❷　総合病院を受診した高尿酸血症患者 305 名（平均年齢 69 歳）における
　　　基礎疾患

平均年齢69歳）が有していた基礎疾患あるいは併存疾患を調査した成績を図❷に示す．高血圧，CKDの合併がそれぞれ60％あり，糖尿病が36.7％，心疾患が24.3％であった．また高血圧を合併する高尿酸血症患者の67％にCKD，24％に心疾患の合併を認めた（図❸）．すなわち，高齢者の高尿酸血症にも，肥満，糖尿病，メタボリックシンドロームなど過栄養に伴うものとCKD，心疾患などに合併するものがあり，後者がフレイルと関連しやすい病態といえる．

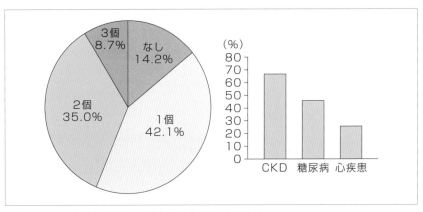

図❸　高血圧合併高尿酸血症患者183名の併存疾患

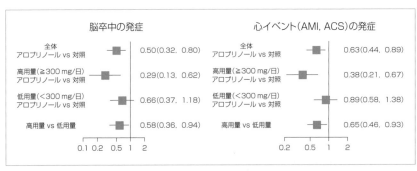

図❹　高齢者高血圧におけるアロプリノールの脳・心イベント抑制効果

（文献6より引用）

▊▊ 高齢者高尿酸血症に対する治療の意義

　高齢者高血圧を対象としてアロプリノール投与群と propensity score を
マッチさせた対照群を比較した試験では，高用量（300 mg／日以上）のアロ
プリノール投与による脳卒中発症，心イベント（急性心筋梗塞，急性冠症候
群）の抑制効果を認めている（図❹）[6]．この成績は高齢者高血圧において尿
酸低下療法が予後改善に有用であることを示唆するが，日本で使用されてい
る通常用量での効果は有意でなく，予後改善を目的とした尿酸低下療法を推
奨するのに十分なエビデンスとはいえない．一方，尿酸低下療法の腎機能低
下抑制効果についてはエビデンスが蓄積してきている．eGFR 60 ml／分未満
の CKD 患者 113 名を対象としてアロプリノール（100 mg／日）投与群（平
均年齢 72 歳）または対照群（平均年齢 71 歳）に無作為に割り付けて 2 年間
観察した研究では，アロプリノール群で血清尿酸値の低下に伴って eGFR の
低下抑制がみられた[7]．この研究では，さらに 5 年間試験期間を延長したと
ころ，アロプリノール群では腎機能低下抑制に加えて心血管イベント発症の
抑制効果も認めている[8]．これらの結果をふまえて，『エビデンスに基づく
CKD 診療ガイドライン 2013』では，高尿酸血症が CKD の進展に影響を及ぼ
す可能性があるとしたうえで，CKD 進展抑制を目的として，高尿酸血症の治
療を考慮してもよいとしている（推奨グレード C1）[9]．さらに『CKD ステー
ジ G3b～5 診療ガイドライン 2015』でも CKD ステージ G3b～5 の患者の腎
機能の悪化抑制，死亡リスク抑制の観点から，無症候性であっても血清尿酸
値が 7.0 mg／dl を超えたら生活指導，8.0 mg／dl 以上から薬物治療開始を推

多職種の視点　栄養指導

実臨床の現場では，高尿酸血症単独の症例に対して栄養指導をおこなう機会は
少なく，合併する他の生活習慣病の指導に合わせておこなう場合が多い．高尿酸
血症に対する食事療法の具体的な内容は，適切なエネルギー摂取や野菜・果物の積極的摂取
など他の生活習慣病対策と重複する点が多く，高プリン食制限と水分補給を意識することが
他と異なる点といえる．しかし，進行した CKD や心不全の患者では，減塩やタンパク制限，
水分制限が加わることが多く，画一的な指導により摂取エネルギー不足となり，フレイルに
陥らないよう注意する必要がある．（管理栄養士・安永勝代）

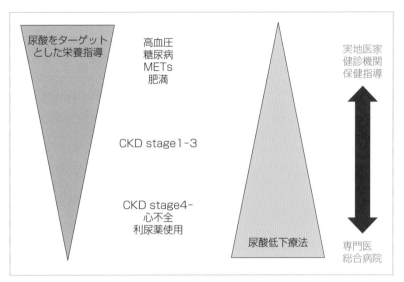

図⑤ 生活習慣病としての高尿酸血症に対する生活指導

奨し，治療開始後は 6.0 mg／dl 以下を維持することが望ましいとしている[10]．また，心不全においても高尿酸血症が予後不良のマーカーとなることが報告されているが，左室駆出率 40％未満の心収縮障害のある血清尿酸値 9.5 mg／dl 以上の症例に対してアロプリノール 600 mg／日を二重盲検で投与した EXACT-HF 試験では，12，24 ヵ月の時点で評価した左室駆出率，運動耐用能，臨床症状に有意な改善を認めなかった[11]．しかし，『急性・慢性心不全診療ガイドライン』では，心不全の多くが基礎疾患として高血圧，虚血性心疾患，糖尿病，CKD などを有することを考慮し，血清尿酸値 8.0 mg／dl 以上であれば薬物治療を開始し，7.0 mg／dl 以下を目指すのが妥当であろうと記載している[12]．

POINT

● 脳・心血管・腎疾患を有するフレイル患者では高尿酸血症の存在は予後不良のマーカーととらえ，適切な管理をおこなうことが予後改善につながる可能性がある．
● 高齢者，特にフレイル患者の高尿酸血症における薬物治療開始基準や管理目標値については，今後の介入試験で明らかにすべき課題である．

▐▐▐ フレイルとの関連からみた尿酸管理の考え方

　高尿酸血症が，直接フレイルの発症，進展の要因になるとは考えにくいが，脳卒中，心疾患，CKD のリスク要因として発症に寄与することで間接的にフレイルに関連するといえる．前述のように高尿酸血症は糖尿病，肥満，メタボリックシンドロームなど過栄養に起因するものと，CKD，心不全などの疾患に利尿薬使用なども加わって生じるものに大別される．図❺に示すように中高年を中心とした過栄養に伴う高尿酸血症は実地医家や健診，保健指導の場で栄養指導を中心とした生活指導をおこなうことが多いが，後者の疾患の病態に治療の修飾が加わった患者にはフレイルが多く含まれると考えられ，専門医や総合病院で対応する場合が多いと想定される．特にフレイル患者で進行した CKD や心不全がある場合，利尿薬の使用頻度が高いと考えられるが，高齢者高血圧を対象とした SHEP 試験では利尿薬使用により血清尿酸値が 1 mg／dl 以上上昇した例で冠動脈疾患の抑制効果が減弱することが報告されており，利尿薬使用による尿酸値上昇を予後不良のマーカーととらえて対処することが望ましいと考えられる[13]．

（土橋 卓也）

▌ References ▌

1) 榊美奈子ほか：降圧薬服用者における尿酸管理の現状．痛風と核酸代謝 **37**：103-109，2013
2) 冨田眞佐子ほか：高尿酸血症は増加しているか？；性差を中心に．痛風と核酸代謝 **30**：1-5，2006
3) Ohta Y *et al*：Prevalence and lifestyle characteristics of hypertensive patients with metabolic syndrome followed at an outpatient clinic in Fukuoka, Japan. *Hypertens Res* **30**：1077-1082, 2007
4) Wang J *et al*：Hyperuricemia and risk of incident hypertension：a systematic review and meta-analysis of observational studies. *PLoS One* **9**：e114259, 2014
5) Agarwal V *et al*：Effect of allopurinol on blood pressure：a systematic review and meta-analysis. *J Clin Hypertens*（Greenwich）**15**：435-442, 2013
6) MacIsaac RL *et al*：Allopurinol and cardiovascular outcomes in adults with hypertension. *Hypertension* **67**：535-540, 2016
7) Goicoechea M *et al*：Effect of allopurinol in chronic kidney disease progression and cardiovascular risk. *Clin J Am Soc Nephrol* **5**：1388-1393, 2010
8) Goicoechea M *et al*：Allopurinol and progression of CKD and cardiovascular events：long-term follow-up of a randomized clinical trial. *Am J Kidney Dis* **65**：543-549, 2015
9) 日本腎臓学会：エビデンスに基づく CKD 診療ガイドライン 2013，東京医学社，東京，2013
10) 慢性腎不全診療最適化による新規透析導入減少実現のための診療システム構築に関する研究班：CKD ステージ G3b～5 診療ガイドライン 2015，東京医学社，東京，2015

11) Givertz MM *et al*：Effects of xanthine oxidase inhibition in hyperuricemic heart failure patients. The Xanthine Oxidase Inhibition for Hyperuricemic Heart Failure Patients（EXACT-HF）study. *Circulation* **131**：1763-1771, 2015

12) 日本循環器学会／日本心不全学会合同ガイドライン．急性・慢性心不全診療ガイドライン（2017年改訂版），2018
http://www.j-circ.or.jp/guideline/pdf/JCS2017_tsutsui_h.pdf

13) Franse LV *et al*：Serum uric acid, diuretic treatment and risk of cardiovascular events in the Systolic Hypertension in the Elderly Program（SHEP）. *J Hypertens* **18**：1149-1154, 2000

PART 4

生活支援に
根ざした介入

1 食生活を見直そう

戦後，飽食の時代となり生活習慣病の罹患者が増加したわが国では，その予防や改善，重症化防止対策がさかんにおこなわれ，管理栄養士もその一翼の担い手として医療現場における配置が拡大された．近年では，急速な高齢化とともに健康長寿を阻害しうる諸問題（フレイル，低栄養，口腔機能低下症など）への介入も求められている．すなわち，高齢者における生活習慣病への栄養指導は，これらの問題に対するリスクを念頭に置いたうえでおこなう必要がある．

高齢者と食生活

高齢者では併存疾患も増加し食事管理を複雑化する．それに加え，高齢者の食生活は身体機能や生活背景などの影響を受けやすく，それらが弊害となり食生活の変容が難しい場合も少なくないため，生活のなかで取り入れられる方法でベストを尽くす，より具体的な提案が必要になる．また，生活上の変化（近親者との別れ，義歯の不具合，免許証の返納など）から食生活が一変してしまうことも少なくない．たとえば，糖尿病患者でHbA1cやトリグリセライドが低下し一見良好と思われても，実際は義歯の不具合により食事摂取量が激減して，急なエネルギー不足と体重減少による影響であったという場合もある．このようなケースを見逃してしまうと，3ヵ月後の来院時には低栄養状態ということになる．反対に，交通手段の制限などによる外出頻度の減少から，保存しやすい菓子やパンなどに摂取が偏り過栄養状態となって体重が増し，活動性がさらに減少し筋力も低下するという悪循環に陥るケースもある．そのため，高齢者では生活背景や身体機能などの変化を常にとらえる必要があり，それらに配慮した栄養指導が必要である．

糖尿病に対する栄養指導

　高齢者でも食事療法は高血糖の是正に有用である[1]．一方で，高齢者糖尿病患者における低栄養の合併も報告があり[2][3]，低栄養は身体機能低下や死亡のリスクとなるため注意が必要である．2019 年，糖尿病診療ガイドライン[4]が改訂され，高齢者の低栄養が原因となりうるサルコペニアやフレイルの予防についても取り上げられた．従来の標準体重は一律 BMI 22 kg／m^{2}を基準としていたが，新たに「目標体重」という概念が取り入れられ，年齢別に示された．エネルギー摂取量の目安量算出のためのエネルギー係数は，目標体重 1 kg あたり，軽労作で 25〜30 kcal／日，普通の労作で 30〜35 kcal／日とし，高齢者のフレイル予防では身体活動レベルよりも大きい係数を設定できる[4]．

　高齢者の糖尿病における新規フレイル発症は，年齢，性別，教育歴を補正してもオッズ比 2.18 であり，食事療法で調整するとオッズ比が上昇したという報告がある[5]．このことは，糖尿病がフレイルのリスク因子である一方，食事療法はフレイルを予防する可能性を示唆しているが，血糖コントロールの目標値は個別に判断する必要があり，高齢の糖尿病患者では HbA1c 7.6％でフレイルの発症リスクが最も低く，HbA1c 8.2％または 6.9％ではフレイル発症リスクが 1.3〜1.4 倍に増加することが示されている[6]．高齢者の食事療法では，厳格な制限による体重減少から低栄養をきたすことがあるため注意が必要である．高齢者の不良な食生活は高齢者を取りまく生活環境や心身機能の影響を受けていることが多い（図❶）．そのため，理想を提示するだけの

多職種の視点　栄養問題と多職種連携

高齢者は低栄養やサルコペニア，嚥下障害などの栄養問題を有する．栄養状態が予後をも左右する．多様なニーズをもつ高齢者において，最良のアウトカムを得るために多職種連携が推奨される．各職種が専門性を発揮するためには，目的や情報を共有し，業務を分担するだけでなく，互いに連携・補完しあうことが必要である．栄養管理についても管理栄養士だけが担うのではなく，看護師は生活支援，理学療法士は機能の維持・改善といった，専門的視点から栄養にかかわることが望まれる．そのためには，他職種も栄養の知識を習得することが必要である．（医師・川嶋修司）

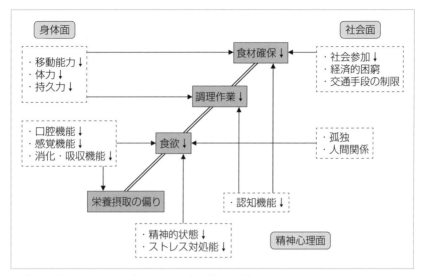

図❶ 高齢者を取りまく背景因子と食行動の関係

（木下かほり：フレイル予防のための栄養とは．フレイルのみかた，荒井秀典編，中外医学社，東京，2018，pp.62-68 より一部改変引用）

栄養指導では，返って偏った制限を生じ低栄養を招く恐れがある．個々の生活背景や心身機能に合わせた具体的な提案（既製品の選び方，食べ方，調理方法，食材の保存方法など）が必要であり，前述のガイドライン[4]でも「食事療法を長く継続するためには，個々の食習慣を尊重しながら，柔軟な対応をしなければならない」と指摘している．

▊▊▊ 高血圧症・心疾患に対する栄養指導

高齢者においても減塩は血圧を改善するとされ[7]，動脈硬化性疾患予防の

POINT

● 高齢者では特に，生活環境や生活機能，心身の状態が食生活に影響を与えるため，これらに注意して食生活をみる必要がある．
● 食事療法を長く継続するために，個々の食習慣を尊重しながら柔軟に対応する．

観点からも日本高血圧学会は減塩目標 6 g／日未満を推奨している[8]．一方，加齢による味覚低下や心疾患に伴う悪液質による食欲低下から，塩分制限がきっかけで摂取エネルギーが減少すると低栄養のリスクとなるため注意が必要である．この場合，塩分量は抑えつつも食欲低下に対応した食事により必要な栄養量を満たすための調理や食べ方の工夫をおこなう．その一つに「旨味」の利用がある．旨味の成分はグルタミン酸，イノシン酸，グアニル酸などのアミノ酸であり，昆布，かつお，にぼし，椎茸などに含まれる．これらには相乗効果があり，複数合わせることで旨味が増す．酸味や香味を利用したメリハリのある味付けも有効である．食欲不振が強い場合など，慣れ親しんだ濃い味付けでなければ食べられない場合は，煮物，汁物などの塩分が高くなりやすい料理の量や回数の調整や，食事そのものの量を半分にしてエネルギーやタンパク質などをバランスよく含む栄養補助食品で補う方法もある．また，本人が汁を残す，漬物は食べないなど工夫をしているつもりでも，加工食品をよく食べる，調味料をかける量が多いなどの食習慣により塩分過剰になっている場合もあり注意する．市販の寿司に付いている醤油パック 1 袋（5 ml）は塩分 1 g に相当するため目安としやすい（図❷）．

▌▌▌ 腎臓病に対する栄養指導

CKD ステージ G3a では標準体重あたり 0.8～1.0 g／日，G3b 以降では 0.6～0.8 g／日のタンパク質制限が推奨されている[9]．しかしながら，高齢者では低栄養やサルコペニアのリスクにも注意が必要で，サルコペニアを合併した CKD 患者の死亡リスクは非合併 CKD 患者より高いことが報告されている[10]．

POINT

- ● 『糖尿病診療ガイドライン 2019』では年齢ごとの目標体重が新たに提案され，高齢者のフレイル予防では総エネルギー摂取目安量の算出の際に身体活動レベルよりも大きいエネルギー係数を設定できるとしている．
- ● 糖尿病とフレイルは関連し，高血糖および HbA1c 低値はいずれもフレイル発症のリスクになる可能性がある．

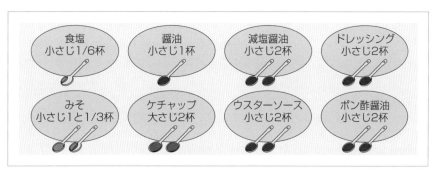

図❷　塩分 1 g に相当する調味料の目安量

（日本食品標準成分表を参考に作成）

CKD におけるタンパク質制限は主として末期腎不全の予防を目的としているが，高齢 CKD 患者ではタンパク質摂取量と死亡リスクに負の関連が報告されている[11]．日本腎臓学会は「サルコペニア・フレイルを合併した保存期CKD の食事療法の提言」[12]を発表し，CKD ステージ G4〜G5 で末期腎不全リスクの軽減を目的とする場合はタンパク質制限の優先を検討し，サルコペニアを合併した CKD ステージ G3〜G5 では個々の状況に応じてタンパク質制限の緩和を検討することとし，その緩和の指標として尿蛋白量 0.5 g／日未満，腎機能低下速度−3.0（あるいは−5.0）ml／分／1.73 m^2／年未満，末期腎不全絶対リスク 5％未満などをあげている．

　食事療法において特に重要なことは，タンパク質制限では十分なエネルギー摂取が不可欠ということである．タンパク質制限時は，タンパク質以外のエネルギー産生栄養素（すなわち，炭水化物，脂質）からエネルギーを補う必要があり，たとえば，豚肉 80 g（タンパク質 11 g，エネルギー 309 kcal）

POINT

● CKD 患者がサルコペニアを合併した場合の死亡リスクは，非合併の場合に比べて高い．
● タンパク質制限の際には十分なエネルギー摂取が不可欠で，それには調理や献立の工夫が必要だが，高齢者ではタンパク質制限のみが実行されエネルギーが不足するということも少なくないので注意する．

表❶　良質なタンパク質を含む食品 1 食分あたりのタンパク質のおおよその量

あじ (中 1 尾 130 g，可食 70 g)	さば (切り身 70 g)	さわら (切り身 70 g)	たら (切り身 80 g)
タンパク質 14 g ロイシン 1,100 mg イソロイシン 600 mg バリン 670 mg	タンパク質 14 g ロイシン 1,100 mg イソロイシン 650 mg バリン 770 mg	タンパク質 14 g ロイシン 1,100 mg イソロイシン 690 mg バリン 770 mg	タンパク質 14 g ロイシン 1,000 mg イソロイシン 550 mg バリン 620 mg
さんま (中 1 尾 120 g，可食 80 g)	かじき (切り身 80 g)	鮭 (切り身 70 g)	ぶり (切り身 80 g)
タンパク質 14.5 g ロイシン 1,100 mg イソロイシン 670 mg バリン 770 mg	タンパク質 15 g ロイシン 1,100 mg イソロイシン 640 mg バリン 710 mg	タンパク質 15 g ロイシン 1,200 mg イソロイシン 690 mg バリン 840 mg	タンパク質 17 g ロイシン 1,400 mg イソロイシン 800 mg バリン 880 mg
まぐろ (刺身 5 切 80 g)	かつお (たたき 5 切 80 g)	いか刺身 (60 g)	茹でたこ (60 g)
タンパク質 20 g ロイシン 1,600 mg イソロイシン 880 mg バリン 1,100 mg	タンパク質 20 g ロイシン 1,400 mg イソロイシン 800 mg バリン 960 mg	タンパク質 11 g ロイシン 720 mg イソロイシン 410 mg バリン 400 mg	タンパク質 13 g ロイシン 780 mg イソロイシン 480 mg バリン 470 mg
大正えび (小 1 尾 30 g，可食 15 g)	牛もも肉 (60 g)	豚もも肉 (60 g)	鶏もも肉 (皮なし 60 g)
タンパク質 3 g ロイシン 230 mg イソロイシン 130 mg バリン 130 mg	タンパク質 12 g ロイシン 960 mg イソロイシン 530 mg バリン 570 mg	タンパク質 12 g ロイシン 960 mg イソロイシン 540 mg バリン 600 mg	タンパク質 11 g ロイシン 900 mg イソロイシン 520 mg バリン 550 mg
鶏むね肉 (皮なし 60 g)	鶏卵 (1 個，可食 50 g)	牛乳 (コップ 1 杯，180 ml)	チーズ (1 枚，18 g)
タンパク質 14 g ロイシン 1,100 mg イソロイシン 600 mg バリン 660 mg	タンパク質 6 g ロイシン 500 mg イソロイシン 310 mg バリン 380 mg	タンパク質 6 g ロイシン 580 mg イソロイシン 310 mg バリン 360 mg	タンパク質 4 g ロイシン 410 mg イソロイシン 220 mg バリン 290 mg
ヨーグルト (1 個，80 g)	絹ごし豆腐 (1／3 丁，100 g)	木綿豆腐 (1／3 丁，100 g)	納豆 (1 パック，35 g)
タンパク質 3 g ロイシン 280 mg イソロイシン 160 mg バリン 190 mg	タンパク質 5 g ロイシン 430 mg イソロイシン 250 mg バリン 260 mg	タンパク質 7 g ロイシン 560 mg イソロイシン 320 mg バリン 330 mg	タンパク質 6 g ロイシン 460 mg イソロイシン 270 mg バリン 290 mg
茹であずき (50 g)	きな粉 (大さじ 1 杯，8 g)		
タンパク質 4.5 g ロイシン 360 mg イソロイシン 190 mg バリン 240 mg	タンパク質 3 g ロイシン 250 mg イソロイシン 140 mg バリン 150 mg		

(日本食品標準成分表を参考に作成)

を半量に制限した場合，エネルギーは 155 kcal 減少するため，そのぶんを炭水化物や脂質で補う必要がある．155 kcal は米飯約 90 g に相当し，穀類は炭水化物を多く含むが，タンパク質も含むため，単純に米飯を増やせばよいというわけにはいかない．でんぷんでできた春雨を取り入れたり，調味料として砂糖を用いたり，油を多く使用したりといった献立・調理上の工夫が欠かせない．高齢者では食事そのものの摂取量の低下，脂質の多い食事を好まない，長年慣れ親しんだ味付けを変えられないなどの理由から，十分なエネルギー摂取ができず，結果，タンパク質制限のみが実行されエネルギーが不足するということも少なくない．このようなケースでは特に，低栄養やサルコペニアに注意が必要である．また，タンパク質制限では必須アミノ酸が不足しないよう，良質なタンパク質（肉，魚，卵，大豆，乳）を献立に取り入れることも重要である（表❶）．

（木下 かほり）

References

1) Miller CK *et al*：Nutrition education improves metabolic outcomes among older adults with diabetes mellitus：results from a randomized controlled trial. *Prev Med* **34**：252-259, 2002
2) Turnbull PJ *et al*：Evaluation of nutritional status and its relationship with functional status in older citizens with diabetes mellitus using the mini nutritional assessment（MNA）tool—a preliminary investigation. *J Nutr Health Aging* **6**：185-189, 2002
3) Sanz Paris A *et al*：Malnutrition prevalence in hospitalized elderly diabetic patients. *Nutr Hosp* **28**：592-599, 2013
4) 日本糖尿病学会：糖尿病診療ガイドライン 2019，南江堂，東京，2019
5) Garcia-Esquinas E *et al*：Diabetes and risk of frailty and its potential mechanisms：a prospective cohort study of older adults. *J Am Med Dir Assoc* **16**：748-754, 2015
6) Zaslavsky O *et al*：Glucose Levels and Risk of Frailty. *J Gerontol A Biol Sci Med Sci* **71**：1223-1229, 2016
7) He FJ *et al*：Effect of longer term modest salt reduction on blood pressure：Cochrane systematic review and meta-analysis of randomised trials. *BMJ* **346**：f1325, 2013
8) 日本高血圧学会高血圧治療ガイドライン作成委員会：高血圧治療ガイドライン 2019，日本高血圧学会，東京，2019
9) 日本腎臓学会：慢性腎臓病に対する食事療法基準 2014 年版，東京医学社，東京，2014
10) Pereira RA *et al*：Sarcopenia in chronic kidney disease on conservative therapy：prevalence and association with mortality. *Nephrol Dial Transplant* **30**：1718-1725, 2015
11) Watanabe D *et al*：Age Modifies the Association of Dietary Protein Intake with All-Cause Mortality in Patients with Chronic Kidney Disease. *Nutrients* **10**：E1744, 2018
12) サルコペニア・フレイルを合併した CKD の食事療法検討ワーキンググループ：日本腎臓学会 サルコペニア・フレイルを合併した保存期 CKD の食事療法の提言. 日透析医学会誌 **52**：401-431, 2019

生活に取り入れたい運動療法

　運動不足の人ほど，また持久的体力の低い人ほど動脈硬化性心血管疾患（atherosclerotic cardiovascular disease：ASCVD），がんを含むあらゆる疾患による死亡率が高い[1]．この傾向は高齢者ほど顕著である．高齢者を対象に体力と死亡率との関連を調査した研究のメタ解析では，握力，歩行速度，椅子からの立ち上がり速度で評価した単純な体力の低下が死亡リスクを有意に上昇させた（図❶）[2]．「sit」を意味するラテン語の「sedere」に由来する「sedentary behavior（座位行動）」はエネルギー消費量が 1.0～1.5 メッツのすべての覚醒行動として定義され，座位や臥位などの時間を指す．座位行動の時間の増加は，死亡や ASCVD の独立した危険因子である[3]．一般に生理的な加齢により体力は 1 年で 1％低下するが，安静臥床の廃用状態では 1 日で 2％低下し，生理的加齢の 2 年分に相当する．高齢者では 5 日間の安静臥床で，骨格筋細胞でのタンパク合成〔同化（anabolism）〕の低下・異化（catabolism）の亢進により，骨格筋量，筋力，身体活動能力が低下し，フレイル・サルコペニアとなる[4]．身体活動の増加は，フレイル・サルコペニア治療の基本であり，ここでは，運動療法の意義や指導のポイントについて概説する．

▌▌▌各疾患に対する身体活動・運動の意義と留意点

　身体活動の増加は，体脂肪の低下，体力を維持ないし増加させ，血管硬性の低下，血管拡張機能の増加，血圧低下，インスリン感受性および耐糖能の増加，リポタンパク組成を抗動脈硬化的に改善させ，骨組成，認知機能や免疫能などを改善させる多面的有益性を有する[1][5]．これは高齢者でも認める[6]．持久的体力（心肺運動能力）は加齢とともに低下し，その向上には有酸素運動（aerobic exercise training：AET）が有効である．一般的には中等度強度の AET（速歩など）が有効であるが，フレイルの高齢者では，低強度の

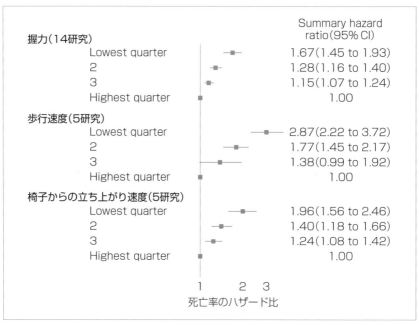

図❶ 体力（握力，歩行速度，椅子からの立ち上がり速度）と死亡リスク

2009年5月までに発表された主に高齢者を対象に体力と死亡率との関連を調査した研究のメタ解析．年齢，性別，体格で補正した死亡ハザード比．Q1-4＝Quartile 1-4

（文献2より改変引用）

AET（通常の速さの歩行など）を日常生活に取り入れて体力を維持する．AET では，骨格筋量や筋力の増加は期待できないため，サルコペニアの治療には，レジスタンス運動（resistance training：RET）が第一選択である[7)8)]．高血圧，糖尿病，脂質異常症，ASCVD やがんの予防や治療に AET と同等以上に RET の有益性が報告されている[9)]．

フレイル・サルコペニアでは高血圧，特に仮面高血圧，血圧変動性が増加し[10)]，インスリン抵抗性による糖尿病が増加する[11)]．高血圧に関して，Ⅲ度高血圧（収縮期 180 mmHg，拡張期 110 mmHg）を超える血圧の者では，十

POINT

● 身体活動性を高めることは，フレイル・サルコペニア治療の基本である．

分な降圧達成後に運動をおこなう．AET の降圧効果は確立されているが，高齢者では低強度が推奨される[12]．RET に関しては，最大握力の30％の力で2分間のハンドグリップ運動を1日4回，週3回を8〜10週間おこなったランダム化比較試験（RCT）3研究64例のメタ解析では，非運動群に比較し，収縮期血圧が 9.8 mmHg 低下した[13]．高齢者糖尿病でも定期的な身体活動，AET と RET の併用は，血糖改善だけでなく，生命予後の改善に有益である．腎症4期，ネフローゼ症候群，増殖性網膜症，整形外科的併存症に留意する[6]．

▐▐▐ サルコペニア，サルコペニア肥満に対する運動と栄養の効果

サルコペニアの高齢者を対象に運動療法や栄養補給の効果を検証した RCT のメタ解析で，運動療法により3ヵ月後に骨格筋量，歩行速度，膝伸展筋力が有意に増加した[14]．栄養補給では3ヵ月後に膝伸展筋力のみが有意に増加した[14]．

サルコペニア肥満は ASCVD や総死亡のリスクが非常に高い[15]．サルコペニア肥満の60歳以上の高齢者を対象に，体脂肪率，骨格筋量，握力および歩行速度に対する6週間以上の運動療法（AET または RET）単独または運動療法と栄養補給（主にタンパクや必須アミノ酸）の併用療法の効果をコントロール群と比較した RCT のメタ解析を記す[16]．運動療法単独で握力と歩行速度は有意に増加した．体脂肪率の低下と骨格筋量の有意な増加は，運動療法単独では認めず，栄養補給との併用療法で認められた．

▐▐▐ 運動指導のポイント

フレイル高齢者では，日常生活機能を評価する．簡易身体能力バッテリー（short physical performance battery：SPPB）は，閉脚立位，セミタンデム立位，タンデム立位からなるバランス項目，4 m 歩行時間，椅子からの5回立ち上がりの時間から構成され，バランス，歩行，強さ，持久力を測定する簡便な運動機能評価法である（図❷）．スコアは最大12点で，9点未満をカットオフ値としてサルコペニアと診断する．

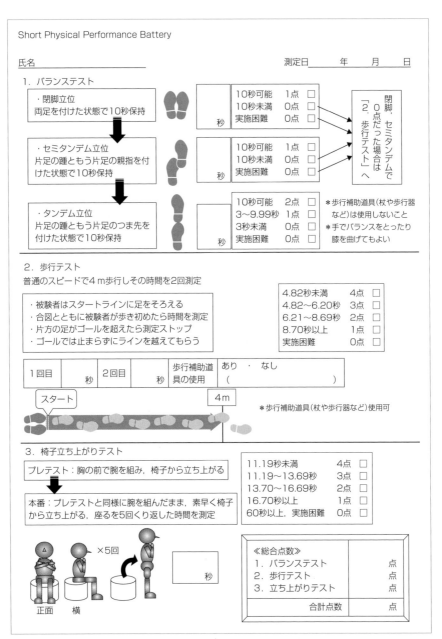

Short Physical Performance Battery

氏名＿＿＿＿＿＿＿＿＿＿＿＿　　　　　　測定日＿＿＿　年　　　月　　　日

1．バランステスト

・閉脚立位
両足を付けた状態で10秒保持

| | 秒 | 10秒可能　1点 □
10秒未満　0点 □
実施困難　0点 □ |

・セミタンデム立位
片足の踵ともう片足の親指を付けた状態で10秒保持

| | 秒 | 10秒可能　1点 □
10秒未満　0点 □
実施困難　0点 □ |

・タンデム立位
片足の踵ともう片足のつま先を付けた状態で10秒保持

| | 秒 | 10秒可能　2点 □
3〜9.99秒　1点 □
3秒未満　0点 □
実施困難　0点 □ |

閉脚・セミタンデムで0点だった場合は「2．歩行テスト」へ

＊歩行補助道具（杖や歩行器など）は使用しないこと
＊手でバランスをとったり膝を曲げてもよい

2．歩行テスト
普通のスピードで4m歩行しその時間を2回測定

・被験者はスタートラインに足をそろえる
・合図とともに被験者が歩き初めたら時間を測定
・片方の足がゴールを超えたら測定ストップ
・ゴールでは止まらずにラインを越えてもらう

4.82秒未満	4点 □
4.82〜6.20秒	3点 □
6.21〜8.69秒	2点 □
8.70秒以上	1点 □
実施困難	0点 □

| 1回目 | | 秒 | 2回目 | | 秒 | 歩行補助道具の使用 | あり　・　なし
（　　　　　　　　　　　　） |

スタート　　　　　　　　　　　　4m

＊歩行補助道具（杖や歩行器など）使用可

3．椅子立ち上がりテスト

プレテスト：胸の前で腕を組み，椅子から立ち上がる

本番：プレテストと同様に腕を組んだまま，素早く椅子から立ち上がる，座るを5回くり返した時間を測定

11.19秒未満	4点 □
11.19〜13.69秒	3点 □
13.70〜16.69秒	2点 □
16.70秒以上	1点 □
60秒以上，実施困難	0点 □

×5回

　　　秒

正面　　横

≪総合点数≫	
1．バランステスト	点
2．歩行テスト	点
3．立ち上がりテスト	点
合計点数	点

図❷　SPPB（short physical performance battery）

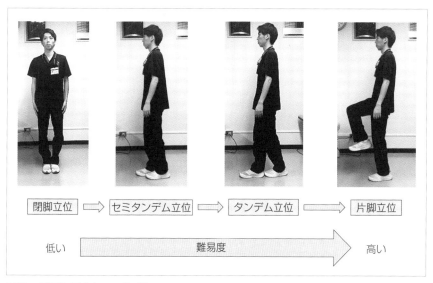

閉脚立位 ⇒ セミタンデム立位 ⇒ タンデム立位 ⇒ 片脚立位

低い　　　　　　　　　　　　難易度　　　　　　　　　　　　高い

図❸　バランストレーニング

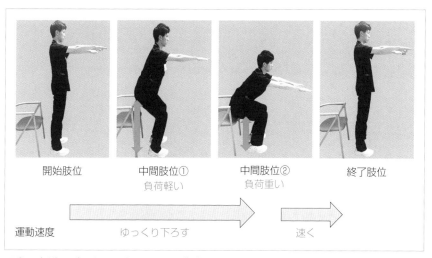

開始肢位　　　　中間肢位①　　　　中間肢位②　　　　終了肢位
　　　　　　　　負荷軽い　　　　　　負荷重い

運動速度　　　　ゆっくり下ろす　　　　速く

図❹　自重レジスタンストレーニング（スクワットトレーニング）

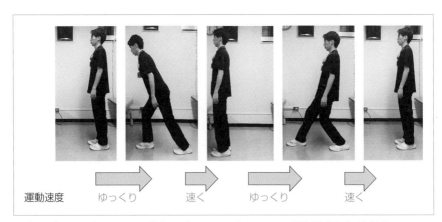

運動速度　　ゆっくり　　速く　　ゆっくり　　速く

図❺　バランストレーニングとレジスタンストレーニングを融合した前後方へのラン
　　　　ジトレーニング

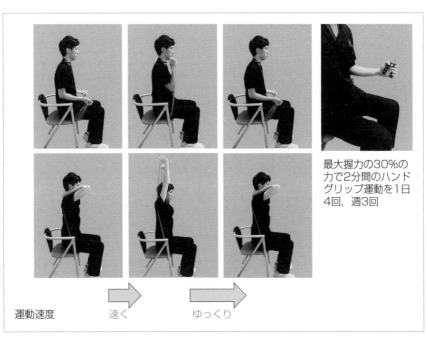

最大握力の30%の
力で2分間のハンド
グリップ運動を1日
4回，週3回

運動速度　　速く　　ゆっくり

図❻　トレーニングチューブを用いた上肢のレジスタンストレーニングとグリップト
　　　　レーニング

モデル：昭和大学病院　北島峻樹（理学療法士）

　自立を目指すため，SPPBに準拠した運動から始める．バランストレーニングをおこなう（図❸）．高齢者では，器具を用いるRETのアドヒアランスは低いため，在宅で簡便にできるRETが推奨される[9]．自分の体重を利用した自重RET，バランストレーニングとRETを融合したトレーニングを難易度の低い内容から始める（図❹，❺）．RETとして，強度の軽いダンベル，重り器具，ハンドグリップやトレーニングチューブを用いたRETを可能な限りくり返しておこなうことが推奨される（図❻）[9]．日常生活のなかで無理のない程度に，身体活動を高めることが重要である．

（木庭 新治，松本 有祐）

多職種の視点　運動療法は"楽しく"継続する

フレイルでは，バランス，歩行速度，下肢筋力の低下が著しいことを念頭に置く．体を動かす前に，関節可動域と柔軟性を把握する．筋，腱，靭帯の緊張を和らげるため，ストレッチングに時間をかける．楽しく継続を心がける．筋収縮の速度を考慮したトレーニングが重要である．骨格筋を収縮する時は素早く，伸張する時はゆっくり動かすことを心がける．きつい負荷運動は避け，ハンドグリップ運動では，最大握力の10〜30%の力で回数を多くする．トレーニングチューブを用いる場合は，適切なチューブの長さに配慮する．

■ References ■

1) 日本動脈硬化学会編：動脈硬化性疾患予防ガイドライン 2017 年版，日本動脈硬化学会，東京，2017

2) Cooper R *et al*：Mortality Review Group；FALCon and HALCyon Study Teams：Objectively measured physical capability levels and mortality：systematic review and meta-analysis. *BMJ* **341**：c4467, 2010

3) Biswas A *et al*：Sedentary time and its association with risk for disease incidence, mortality, and hospitalization in adults. A systematic review and meta-analysis. *Ann Intern Med* **162**：123-132, 2015

4) Valenzuela PL *et al*：Physical strategies to prevent disuse-induced functional decline in the elderly. *Aging Res Rev* **47**：80-88, 2018

5) Lee IM *et al*：for the Lancet Physical Activity Series Working Group：Effect of physical inactivity on major non-communicable diseases worldwide：an analysis of burden of disease and life expectancy. *Lancet* **380**：219-229, 2012

6) 日本老年医学会・日本糖尿病学会：高齢者糖尿病診療ガイドライン 2017，南江堂，東京，2017

7) Dent E *et al*：International clinical practice guidelines for sarcopenia（ICFSR）：screening, diagnosis and management. *J Nutr Health Aging* **22**：1148-1161, 2018

8) Cruz-Jentoft AJ *et al*：Sarcopenia. *Lancet* **393**：2636-2646, 2019

9) Mcleod JC *et al*：Resistance exercise training as a primary countermeasure to age-related chronic disease. *Front Physiol* **10**：645, 2019

10) Gijón-Conde *et al*：Frailty, disability, and ambulatory blood pressure in older adults. *J Am Med Dir Ass* **19**：433-438, 2018

11) Yanase T *et al*：Frailty in elderly diabetes patinets. *Endocr J* **65**：1-11, 2018

12) 日本高血圧学会高血圧治療ガイドライン作成委員会：高血圧治療ガイドライン 2019，日本高血圧学会，東京，2019

13) Börjesson M *et al*：Physical activity and exercise lower blood pressure in individuals with hypertension：narrative review of 27 RCTs. *Br J Sports Med* **50**：356-361, 2016

14) Yoshimura Y *et al*：Interventions for treating sarcopenia：a systematic review and meta-analysis of randomized controlled studies. *J Am Med Dir Assoc* **18**：553, 2017

15) Atkins JL *et al*：Sarcopenic obesity and risk of cardiovascular disease and mortality：a population-based cohort study of older men. *J Am Geriatr Soc* **62**：253-260, 2014

16) Hita-Contreras F *et al*：Effect pf exercise alone or combined with dietary supplements on anthropometric and physical performance measures in community-dwelling elderly people with sarcopenic obesity：a meta-analysis of randomized controlled trials. *Maturitas* **116**：24-35, 2018

PART 4

3 | 生活を見直そう 喫煙・飲酒など

　高血圧，糖尿病，脂質異常症，肥満症，メタボリックシンドローム，高尿酸血症などの患者，およびそれらの疾患をリスク因子として脳・心血管疾患やさらには心不全などを発症してしまった患者や家族に対して，また，それらの疾患の予防をおこなうにあたって日常生活の注意点（喫煙や飲酒，睡眠，入浴など）について具体的に説明し，理解を得て実行してもらうことは極めて重要である．

喫煙

　喫煙は余命が短くなることが知られており[1)2)]，がん，冠動脈疾患・脳卒中などの脳・心血管疾患，慢性閉塞性肺疾患（COPD）などの呼吸器疾患等の独立した主要な危険因子となることがわが国の疫学データで示されている．また，喫煙は糖尿病，HDL-コレステロール低下などの脂質異常症やメタボリックシンドロームの危険因子となる[3)]．喫煙本数が1日1本未満であってもリスクが増加するとされている[4)]．さらには，受動喫煙も問題であり，冠動脈疾患でいえば，発症の相対危険度は 1.31 倍になると報告されている[5)]．紙巻タバコ主流煙中には一酸化炭素が約5%程度含まれており，血中のヘモグロビンと強力に結合するため，運動耐容能の低下をきたす．さらに喫煙は外因性に強力な活性酸素，フリーラジカルの産生を促し，酸化ストレスを増大させる．

　健康長寿に多大な悪影響を与える喫煙に対して，医療従事者の明確な禁煙の促し「あなたにとっては，禁煙が絶対に必要である」は，患者に禁煙を決意させることの第1歩である（表❶）[6)]．たとえば，心筋梗塞入院中に禁煙カウンセリングを受けると余命が延長すると報告されており[7)]，急性心筋梗塞による入院は禁煙カウンセリングの好機であることを医療従事者は認識すべきである．

表❶　すべての患者に禁煙のすすめ

①すべての患者において喫煙歴，受動喫煙の有無を確認する（Ask）.
②喫煙者には「禁煙が必要である」という医療従事者の明確な促し（Advise）が必要である.

● はっきりと	例：「あなたにとって今禁煙することが重要です，私もお手伝いしましょう」 「病気のときに減らすだけでは十分ではありません」
● 強く	例：「あなたの主治医として，禁煙があなたの健康を守るのに最も重要である（優先度が高い）ことを知ってほしい，私やスタッフがお手伝いします」
● 個々にあったメッセージ	例：喫煙と本人の現在の健康状態（病気），経済的なコスト，禁煙への関心レベル，子どもや家庭へのインパクトなどと関連づける等を念頭において働きかける.

（文献6より引用）

　高血圧，糖尿病，脂質異常症などの患者は定期的に外来受診するので，喫煙習慣から脱却するための行動療法を利用する禁煙サポートを医療従事者は日常診療のなかで根気よく続けていく必要がある．禁煙のためのセルフヘルプガイドも日本循環器学会『3ステップで始めるあなたにもできる禁煙ガイド PASSPORT TO STOP SMOKING』，日本動脈硬化学会『禁煙のすすめシリーズ』をはじめ多くの学会から各分野にわたり発行されており，それらを利用して日常診療のなかで支援をすることも有用である．

　しかし，喫煙習慣はニコチン依存が重要な要因を占めており，簡単に禁煙できない場合も多いため，禁煙治療がおこなわれる．保険診療による禁煙治療はチーム医療としておこなわれる[8]．医師が患者に喫煙が及ぼす健康へのリスクや禁煙の利点を伝えて薬物療法をおこない，看護師が心理的または行動のアドバイスを受けもつことも多い．喫煙しない環境を整え，喫煙から気持ちをそらせる行動を実行し，禁煙に関して見通しをもてるようにアドバイ

POINT

- 喫煙および受動喫煙は生体に強力な酸化ストレスを与え，老化を進める.
- 禁煙すれば利益があり，早く禁煙するほど効果が高い.
- 医療者の明確な禁煙の促しが，禁煙の動機となる.

し，心理的依存への対処を身につけるための働きかけをおこなう．禁煙補助薬（ニコチン代替療法剤，ニコチンを含まない経口薬バレニクリン）を使用すると，禁煙成功率が2〜3倍に高まる．

■■■ アルコール摂取

アルコール摂取は抗利尿ホルモン分泌を抑制し利尿を促すが，過剰摂取は体液量の増大や電解質異常につながり，また，塩分の多い食事を同時に摂ることも多くなり血圧上昇の原因として問題である．さらに，高血圧や脂質異常症は飲酒量が多くなるほどリスクが高くなることが知られる[9]．2型糖尿病，虚血性心疾患，脳梗塞などは少量飲酒するほうが飲酒しないことに比べてリスクは低いが，飲酒量が増えればリスクが高くなる[9]．飲酒量の増加に伴ってHDL-コレステロールを増加させる一方で，肝臓内での中性脂肪（トリグリセライド）の合成を増加させ，グリコーゲンからブドウ糖への分解を促すことによって，高中性脂肪血症，一過性の血糖上昇を引き起こす．また，おつまみの過剰摂取でエネルギー摂取量過剰から高血糖を助長する可能性もある．

アルコールは1日平均純アルコール量20g程度〔日本酒1合，ビール中瓶1本，ワイン2杯，チュウハイ（7%）350ml缶1本，ウィスキーダブル1杯まで．純アルコール量（g）＝お酒の量（ml）×度数または%／100×比重〕に制限するよう指導する．性差があり，女性の飲酒量は男性の1／2〜2／3程度とし，65歳以上の高齢者もアルコールの分解速度が下がるため飲酒量

多職種の視点 　禁煙のススメ

飲酒や食事などの摂取しすぎは健康に悪影響を及ぼすが，喫煙ほど身体・生活，家族など周囲にも悪影響を及ぼすものはない．臨床の場は疾病治療という「なぜ喫煙は身体に悪いか」を伝えるのに最適な場所である．また，禁煙の離脱症状が出る時期に入院すると，禁煙しやすい環境となる．禁煙が健康上必要であり，高い優先順位で重要だとはっきり伝える．その人の価値観を知り，健康への影響，仕事，趣味など関心事に視点をあわせアプローチするとよい．何を目的として実行するのか，自分自身で決められるよう，ともに考える生活改善継続の支援を心掛けている．（看護師・島津弘美）

を少なくすべきである．また，食事と一緒にゆっくりと飲むことも重要で，寝酒は睡眠も浅くすることを伝えるとよい．高尿酸血症の患者にとっては，アルコール摂取はプリン体摂取につながり，特に痛風発作時には禁酒も必要となる．節酒を実行するには本人の自覚が最も大切であるが，家族の協力も必要である．医療従事者が根気よくアルコール制限の必要性を訴え支援することも重要である．

▌▌▌ 睡眠

　高血圧，糖尿病の患者では睡眠障害の合併率が高いことが報告されており，特に糖尿病神経障害を有する患者ではその頻度が高い．一方で，身体疾患に対する治療薬も不眠の原因になる薬剤がある．また，生活習慣で，アルコール，カフェイン，ニコチン摂取も不眠をもたらす．高齢者に対して推奨される睡眠衛生指導を引用して表❷に示す[10]．睡眠障害の原因には，身体疾患，薬剤性，精神疾患，認知症，睡眠時無呼吸症候群，レストレスレッグス症候群，周期性四肢運動障害，心理社会的ストレスなど種々の原因がある．

▌▌▌ 入浴

　入浴習慣に関する873人を解析対象とした研究[11]で，中高年期の日本人は週に5回以上の温水浴で動脈硬化リスク〔内膜中膜複合体厚（IMT），上腕・足首間脈波伝搬速度（baPWV）で評価〕が低下し，血中BNPの上昇が抑制されたことが示されている．お湯の温度に関しての回帰分析では，湯温がbaPWVと負の相関を示す（41℃以上に効果）ことが報告されている．

POINT

- ● 節酒が重要であり，原則禁酒が必要な病態もある．
- ● お酒は1日平均純アルコール量20ｇ程度まで．女性・高齢者はより少なく．
- ● 加齢に伴い睡眠障害の人が増加する．
- ● 生活習慣，睡眠環境を確認したうえで適切な治療をおこなう．

表❷　高齢者に対する睡眠衛生指導

1）ベッド上で多くの時間を過ごさない
2）就床・起床時刻を一定に保つ
3）寝付けなければ，一度離床する
4）昼寝は午後の早い時間帯に 30 分までに制限する
5）定期的に運動する
6）日中，特に午後の遅い時間帯はなるべく戸外で過ごす
7）1 日の光曝露量を増やす
8）午後以後はカフェイン，アルコールの摂取を控える
9）タバコはやめる

（文献 10 より一部改変引用）

　その他，温浴の効果として，睡眠改善があげられる．深部体温は昼間に高く夜になると自然に低くなるリズムがあるが，入浴後の湯冷めによって深部体温が低下しやすくなる効果があるとされている．就床する 30 分前には入浴を済ませるようにしたい．また，この効果を高めるためには，シャワーではなく，バスタブにつかる習慣がよい．この際に熱すぎる湯温（42℃以上）では交感神経が興奮して入眠しにくくなるため避けるようにする．さらには，入浴にはリラックス効果もあり，上記注意点を確認して利用したい．

　いずれの生活指導も医師だけの指導には限りがあり，患者にかかわるすべての医療スタッフが同じ認識の下で協同して指導すること，短時間でもよいので，くり返し，さまざまな職種が指導することによって効果が高まると考えられる．

（飯田 真美）

References

1）Ozasa K *et al*：Reduced Life Expectancy due to Smoking in Large-Scale Cohort Studies in Japan. *J Epidemiol* **18**：111-118, 2008
2）Doll R *et al*：Mortality in relation to smoking：50 years' observations on male British doctors. *BMJ* **328**：1519, 2004
3）日本動脈硬化学会編：動脈硬化性疾患予防ガイドライン 2017 年版，日本動脈硬化学会，東京，2017
4）Inoue-Choi M *et al*：Association of Long-term, Low-Intensity Smoking With All-Cause and Cause-Specific Mortality in the National Institutes of Health-AARP Diet and Health Study. *JAMA Intern Med* **177**：87-95, 2017

5) Barnoya J *et al*：Cardiovascular effects of secondhand smoke：nearly as large as smoking. *Circulation* **111**：2684-2698, 2005

6) Treating Tobacco Use and Dependence：2008 Update, US Department of Health and Human Services, 2008
http://www.ahrq.gov/sites/default/files/wysiwyg/professionals/clinicians-providers/guidelines-recommendations/tobacco/clinicians/update/treating_tobacco_use08.pdf

7) Bucholz EM *et al*：Life years gained from Smoking-cessation counseling after myocardial infarction. *Am J Prev Med* **52**：38-46, 2017

8) 日本循環器学会ほか：禁煙治療のための標準手順書（第7版），2020

9) Ikehara S *et al*：Alcohol consumption and mortality from stroke and coronary heart disease among Japanese men and women：the Japan collaborative cohort study. *Stroke* **39**：2936-2942, 2008

10) 小木曽基裕ほか：高齢者の不眠．日老医誌 **49**：267-275，2012

11) Kohara K *et al*：Habitual hot water bathing protects cardiovascular function in middle-aged to elderly Japanese subjects. *Sci Rep* **8**：8687, 2018

4 生活習慣病患者への服薬支援

　生活習慣病は，国民医療費にも大きな影響を与え健康長寿の最大の阻害要因となる．その予防の多くは，適度な運動，バランスの取れた食生活，禁煙など生活改善であるといえる．薬物治療はこれらの生活改善をおこなったうえで効果が不十分とされる場合に用いられることが多いが，薬物治療においても生活改善同様に継続性が重要であることはいうまでもない．しかし，特に生活習慣病などの慢性疾患患者での服薬遵守率は非常に悪く，脂質異常症の治療として用いられるスタチンでは6ヵ月後には半分の患者が服薬を中止しているとの報告もある[1]．そのため，薬物治療のアドヒアランスを高める対策を継続的におこなうことが大切である．服薬遵守率が低いことは疾患の進行や合併症の発症を招くことになり，患者の生活の質（QOL）が低下する．特に生活習慣病患者での治療は予防が中心であり，自覚症状が乏しいことが多い．服薬アドヒアランスを保つことができないと治療効果が得られず，医療経済的にも大きな損失となる．ここでは，生活習慣病患者に対する服薬支援について概説したい．

ポリファーマシーとは

　ポリファーマシーの定義に関しては，さまざまな定義があるのが現状である．ポリファーマシーの定義に関するシステマティックレビューでは，薬剤数の定義されている111文献中51文献（45.9％）が5剤以上をポリファーマシーとしており，海外では最も一般的な定義である[2]．日本では薬物有害事象の発現頻度が6剤以上で上昇するという報告[3]や，2016年4月から追加された薬剤総合評価調整加算・管理料において6剤以上という定義がなされており，6剤以上をポリファーマシーとすることが多い．

　最近では，厚生労働省が作成した『高齢者の医薬品適正使用の指針（総論

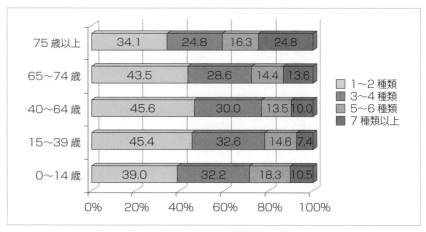

図❶　同一の保険薬局で調剤された薬剤種類数（/月）（平成 28 年社会医療診療行為別統計）

編）』[4]において，ポリファーマシーは薬物有害事象や服薬アドヒアランスの低下，不要な処方，あるいは必要な薬が処方されないことや過量・重複投与など，薬剤のあらゆる問題がポリファーマシーであるとしている．そのため，ポリファーマシーは薬剤数が多いことも問題であるが，実質的には，不適切な処方が問題であるとする考え方が一般的になりつつある．

‖‖‖ 生活習慣病治療薬とポリファーマシー

　近年，新たな薬物の登場とともにポリファーマシー患者は増加しており，米国においておこなわれた 65 歳以上を対象とした健康栄養調査のデータによれば，1988〜2010 年の間で 5 剤以上服用する高齢者は，12.8％から 39.0％へと増加している[5]．一方，わが国での全国の保険薬局における処方調査の結果を図❶に示す．75 歳以上の 4 割が 5 種類以上の薬剤を処方されている．また，特に生活習慣病など慢性疾患患者では，ポリファーマシーに陥りやすく，平均処方薬剤数は 5 剤以上とのデータもある[6]．さらにフレイル高齢者においては，ポリファーマシーの罹患率が特に高く，アイルランドの 65 歳以上 1,718 名を対象としたコホート研究において，ポリファーマ

シー（5剤以上）の罹患率は，健常者（974名）18%，プレフレイル（672名）35%，フレイル（72名）54%と報告されている[7]．フレイル患者においてポリファーマシーが遭遇しやすい医療上の問題であるといえる．

▮▮▮ 薬剤を減らす工夫や考え方

ポリファーマシーに対するアプローチとして一般的であるのが，Beers Criteria[8]やSTOPP[9]といった潜在的不適切な薬物（potentially inappropriate medications：PIMs）を削減する方法である．わが国においては，日本老年医学会『高齢者の安全な薬物療法ガイドライン2015』の，「特に慎重な投与を要する薬物のリスト」[10]がこれらに該当する．PIMsは高齢者において薬物有害事象が発生しやすい薬物とされており減薬・中止することが望ましい．また，米国では，2003年にBeers Criteriaが発表されて以降PIMに関する処方が減少しているが，ポリファーマシー患者は増加傾向にあると報告されており[5]，PIM以外の処方意図を明らかにし必要性を吟味する処方見直しをおこなうことが大切である．

ポリファーマシーに対する処方見直しの基本的な考え方を図❷に示す．ポリファーマシーに関連する問題点（服薬アドヒアランス不良，同種同効薬の重複投与，PIMsの存在，処方意図不明など）があれば詳細な処方情報や服用状況とともに生活環境などを参考にしつつ，高齢者総合機能評価（CGA）なども利用して総合的に評価し処方の必要性を検討する．また，医師や薬剤師だけでなく，服用状況の把握，薬物有害事象の発見をはじめとして，薬物治療のさまざまな場面で多職種間および職種内の協働が重要である．たとえば，看護師は患者・家族とコミュニケーションを頻繁に取り，また患者の生活状況を直接把握することで，服用状況，薬物有害事象が疑われるような症状，患者・家族の思い，といった情報を詳細に収集し，多職種に提供するこ

POINT
- 生活習慣病治療薬は服薬の継続性が求められるため，定期的に服薬確認をおこなう必要がある．

とが求められる．入院中は，専門性の異なる医師・歯科医師，薬剤師，看護師，管理栄養士，言語聴覚士などさまざまな職種による処方見直し検討チームを組織し（図❸），カンファレンスなどを通じて情報の一元化と処方の適正化を計画的に実施することで，処方医とのコミュニケーションが容易となる．入退院に際しては，入院前および退院後の処方医とも連携を取り，処方意図や退院後の方針について確認しながら進めることが大切である．退院後の継続的な見直しと経過観察につながるよう退院後の処方医に適切な情報提

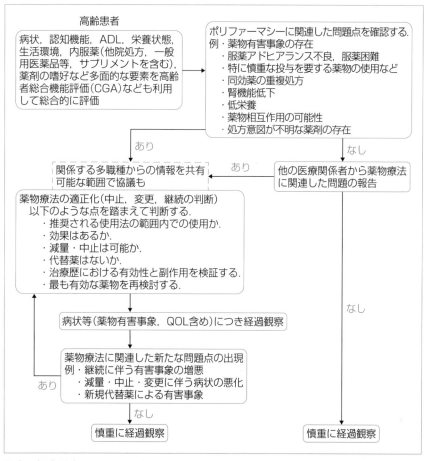

図❷　処方見直しのフローチャート

（文献４より引用）

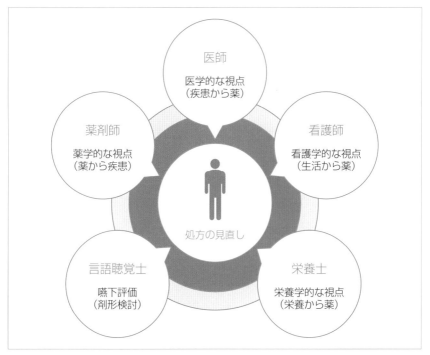

医師
医学的な視点
（疾患から薬）

薬剤師
薬学的な視点
（薬から疾患）

看護師
看護学的な視点
（生活から薬）

処方の見直し

言語聴覚士
嚥下評価
（剤形検討）

栄養士
栄養学的な視点
（栄養から薬）

図❸　処方適正化チームのイメージ

供をおこなう．病院の薬剤師も，退院後利用する薬局の薬剤師およびその他の地域包括ケアを担う職種に，入院中の処方変更とその理由，気をつけるべき薬物有害事象や服用上の注意点などについて情報を提供することが望まれる．地域包括ケアを担うすべての職種がかかわり，それぞれの地域の特性を活かした協働体制を構築することが求められる．

▌▌ 注意すべき薬剤

　すべての薬剤で薬物有害事象が起こることを念頭に治療をおこなう必要がある．そのなかでも最も注意しやすい有害事象としては，薬効の増強である．降圧薬であれば過降圧に伴う低血圧，糖尿病治療薬であれば低血糖などである．これらは，複数の薬剤を使用した場合や患者自身の状態の変化（腎

機能低下，肝機能低下，全身状態の悪化など)に伴い起こることが多いため，注意深く観察する必要がある．

さらに，薬物有害事象として評価しづらいものとして，表❶に示す薬剤起因性老年症候群がある．表に示した症候は，薬物有害事象と評価されずに処方が追加される処方カスケードと呼ばれる状態を助長し，ポリファーマシーとなることもあり注意深く観察する必要がある．また，発生する場合の多くが，患者自身の日常生活動作（ADL）の低下が背景にあることが多く，ADLの変化が生じた場合は，薬物治療も再評価することが望ましい．

▌▌▌ 生活習慣病患者への服薬支援

1. 服薬指導

生活習慣病の種類や進行度（程度）に応じて，さまざまな薬剤が用いられるが，服薬指導では，薬の作用・効果とともに有害事象についても分かりやすく説明することが大切である．また，勝手に服用量を増量・減量したりしないように指導する必要があり，家族に処方された薬（たとえば，風邪薬，胃薬）を医師の指示なく服薬することもあり，注意が必要である．生活習慣病では効果不十分な場合，多数の薬を同時に服用することが多く，単剤では問題なくても併用することにより重篤な有害事象が発生する可能性があるため，注意が必要である．さらにはサプリメントや一般用医薬品の服用が薬効に影響を与える可能性があることも説明し，服用する際は必ず相談するよう伝えることも重要である．

さらに，他院での処方と重複することもあるため「お薬手帳」の持参を推奨し，処方内容の把握に努める必要がある．特に生活習慣病の治療薬は予防的に用いる薬が多く，自覚的な効果はほとんどなく，将来の重篤なイベント

POINT
● 薬効の重複する薬が複数ある場合，薬効増強に伴う有害事象に注意する．
● 中止・減量・増量など自己調節をおこなわないよう説明する．
● 自己管理が難しければ，家族・介護者の介入できる時間に服薬をまとめる．

表❶　薬剤起因性老年症候群と主な原因薬剤

症候	薬剤
ふらつき・転倒	降圧薬（特に中枢性降圧薬，α遮断薬，β遮断薬），睡眠薬，抗不安薬，抗うつ薬，てんかん治療薬，抗精神病薬（フェノチアジン系），パーキンソン病治療薬（抗コリン薬），抗ヒスタミン薬（H$_2$受容体拮抗薬含む），メマンチン
記憶障害	降圧薬（中枢性降圧薬，α遮断薬，β遮断薬），睡眠薬・抗不安薬（ベンゾジアゼピン），抗うつ薬（三環系），てんかん治療薬，抗精神病薬（フェノチアジン系），パーキンソン病治療薬，抗ヒスタミン薬（H$_2$受容体拮抗薬含む）
せん妄	パーキンソン病治療薬，睡眠薬，抗不安薬，抗うつ薬（三環系），抗ヒスタミン薬（H$_2$受容体拮抗薬含む），降圧薬（中枢性降圧薬，β遮断薬），ジギタリス，抗不整脈薬（リドカイン，メキシレチン），気管支拡張薬（テオフィリン，ネオフィリン），副腎皮質ステロイド
抑うつ	中枢性降圧薬，β遮断薬，抗ヒスタミン薬（H$_2$受容体拮抗薬含む），抗精神病薬，抗甲状腺薬，副腎皮質ステロイド
食欲低下	非ステロイド性抗炎症薬（NSAID），アスピリン，緩下剤，抗不安薬，抗精神病薬，パーキンソン病治療薬（抗コリン薬），選択的セロトニン再取り込み阻害薬（SSRI），コリンエステラーゼ阻害薬，ビスホスホネート，ビグアナイド
便秘	睡眠薬・抗不安薬（ベンゾジアゼピン），抗うつ薬（三環系），過活動膀胱治療薬（ムスカリン受容体拮抗薬），腸管鎮痙薬（アトロピン，ブチルスコポラミン），抗ヒスタミン薬（H$_2$受容体拮抗薬含む），αグルコシダーゼ阻害薬，抗精神病薬（フェノチアジン系），パーキンソン病治療薬（抗コリン薬）
排尿障害・尿失禁	抗うつ薬（三環系），過活動膀胱治療薬（ムスカリン受容体拮抗薬），腸管鎮痙薬（アトロピン，ブチルスコポラミン），抗ヒスタミン薬（H$_2$受容体拮抗薬含む），睡眠薬・抗不安薬（ベンゾジアゼピン），抗精神病薬（フェノチアジン系），トリヘキシフェニジル，α遮断薬，利尿薬

（文献4より引用）

の発生リスクを下げるものであることを十分に説明し理解していただく必要がある．

服用薬剤数を減らす	● 力価の弱い薬剤を複数使用している場合は，力価の強い薬剤にまとめる ● 配合剤の使用 ● 対症療法的に使用する薬剤は極力頓用で使用する ● 特に慎重な投与を要する薬物のリストの活用
剤形の選択	● 患者の日常生活動作（ADL）の低下に適した剤形を選択する
用法の単純化	● 作用時間の短い薬剤よりも長時間作用型の薬剤で服用回数を減らす ● 不均等投与を極力避ける ● 食前・食後・食間などの服用方法をできるだけまとめる
調剤の工夫	● 一包化 ● 服薬セットケースや服薬カレンダーなどの使用 ● 剤形選択の活用（貼付剤など） ● 患者に適した調剤方法（分包紙にマークをつける，日付をつけるなど） ● 嚥下障害患者に対する剤形変更や服用方法（簡易懸濁法，服薬補助ゼリー等）の提案
管理方法の工夫	● 本人管理が難しい場合は家族などの管理しやすい時間に服薬をあわせる
処方・調剤の一元管理	● 処方・調剤の一元管理を目指す（お薬手帳等の活用を含む）

（文献4より引用）

2. 服薬支援

　薬物治療のアドヒアランスを保つための処方の工夫と服薬支援の要点を表❷に示す．患者によってそれぞれ飲みやすい剤形や使用しやすい剤形が異なるためADLに沿った剤形を提供する必要がある．生活習慣病治療薬においても外用薬が登場しており，患者が正しく使用できる剤形かを確認する必要がある．貼付剤では，袋から取り出せるか，貼付部位に自分で貼れるかなどの確認が必要である．インスリンなどの自己注射製剤では，ダイアルの数字が見えているか，注入ボタンを押す握力に問題がないか確認することが望ましい．また，薬物治療のアドヒアランス向上のため，一包化調剤をおこなうことが多いが，一包化調剤をおこなっている患者でも42.9％は服用を忘れた

ことがあるとの報告もあり[11]，一包化をおこなうことが必ずしも服薬アドヒアランスを向上させる方法ではないことに注意すべきである．患者ごとに服薬アドヒアランスを保つ調剤方法が異なることを認識し，個々の身体的特徴や認知機能のレベルを考慮した調剤方法を提案する必要がある．

（溝神 文博）

▌ References ▌

1) Benner JS *et al*：Long-term persistence in use of statin therapy in elderly patients. *JAMA* **288**：455-461, 2002
2) Masnoon N *et al*：What is polypharmacy? A systematic review of definitions. *BMC Geriatr* **17**：230, 2017
3) Kojima T *et al*：High risk of adverse drug reactions in elderly patients taking six or more drugs：analysis of inpatient database. *Geriatr Gerontol Int* **12**：761-762, 2012
4) 厚生労働省：高齢者の医薬品適正使用の指針（総論編）について，2018
https://www.mhlw.go.jp/file/04-Houdouhappyou-11125000-Iyakushokuhinkyoku-Anzentai sakuka/0000209385.pdf
5) Charlesworth CJ *et al*：Polypharmacy among adults aged 65 years and older in the United States：1988-2010. *J Gerontol Biol Sci Med Sci* **70**：989-995, 2015
6) Mizokami F *et al*：Polypharmacy with common diseases in hospitalized elderly patients. *Am J Geriatr Pharmacother* **10**：123-128, 2012
7) Peklar J *et al*：Sedative load and frailty among community-dwelling population aged≥65 years. *J Am Med Dir Assoc* **16**：282-289, 2015
8) By the American Geriatrics Society 2015 Beers Criteria Update Expert Panel：American Geriatrics Society 2015 Updated Beers Criteria for Potentially Inappropriate Medication Use in Older Adults. *J Am Geriatr Soc* **63**：2227-2246, 2015
9) O'mahony D *et al*：STOPP/START criteria for potentially inappropriate prescribing in older people：version 2. *Age Ageing* **44**：213-218, 2015
10) Kojima T *et al*：Screening Tool for Older Persons' Appropriate Prescriptions for Japanese：Report of the Japan Geriatrics Society Working Group on "Guidelines for medical treatment and its safety in the elderly". *Geriatr Gerontol Int* **16**：983-1001, 2016
11) 長谷川浩平ほか：服薬コンプライアンスのさらなる向上と薬剤管理指導業務：患者の好む薬とは．医療薬学 **34**：800-804, 2008

多職種の視点　服薬調整の視点

高齢者での服薬指導の場合，「服薬指導」というより「服薬調整」を中心におこなうことが多い．特に認知機能低下など自己管理できるかの境界にある患者や，独居により自身で管理する必要がある場合など，患者の暮らしを評価し服薬アドヒアランス評価に結びつけることも重要である．自身で服薬が難しい場合，家族・介護者の介入できる時間に服薬のタイミングを合わせるなど調整が必要となる．また，服用薬剤数の増加や処方が複雑になることで理解や意欲の低下につながることがあり，ポリファーマシー対策をおこなうことも大切である．

5 生活習慣病患者との コミュニケーション

　わが国の平均寿命は男女ともに 80 歳を超え，香港に次ぐ世界第 2 位の長寿国である．最近では「人生 100 年時代」といわれるが，高齢者は年齢に比べて元気になっており（図❶），65 歳を超えても意欲があれば働ける生涯現役，生涯活躍の社会を作る必要がある[1]（図❷）．医療従事者はまずは健康年齢を伸ばせるよう，予防・未病への取り組みの支援をベースにし，生活習慣病となり治療が必要となった患者については個々のライフスタイルに応じたセルフケア・治療へのモチベーションを高めるための，多様なアプローチが求められる．

▌▌▌ どこからが高齢者か

　現在，日本老年学会と日本老年医学会では 65 歳以上を高齢者とする区分は問題があるとし，以下のような基準を提言している[2]．
・65〜74 歳　准高齢者　准高齢期　（pre-old）
・75〜89 歳　高齢者　　高齢期　　（old）
・90 歳〜　　超高齢者　超高齢期（oldest-old，super-old）

▌▌▌ 高齢生活習慣病患者とのコミュニケーション ―患者心理を知る

　障害発達理論を提唱したエリクソンのライフステージの最終段階である老年期の発達課題は「自我の統合」である．それは，自分自身の人生を振り返り，「いろいろあったが，意味のある人生だった」と納得できることであり，もしそれができない場合には「絶望」に陥るというものである．また，老年学者のトーンスタムは，年齢を重ねても認知と身体機能が保たれていること

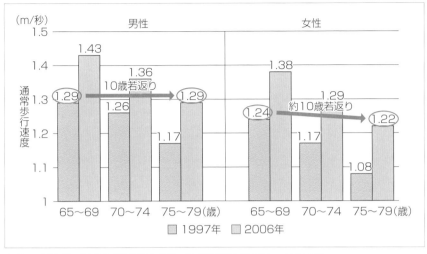

図❶　高齢者の通常歩行速度の変化（高齢者は元気になっている）

高齢者の通常歩行速度は10年間で約10歳若返っている.

（日本老年学会・日本老年医学会：高齢者に関する定義検討ワーキンググループ報告書より引用）

をサクセスフルエイジングと呼称した．一方，心理学ではサクセスフルエイジングを，加齢によって身体機能が低下した時に，その状態を克服し適応する心理的過程と定義し，それは以下の4つの要素が重要であるとした[3]．

①つながり

　現実の人，または死者や神仏など直接触れたり見たりできない存在とのつながり．

②変化への気づき

　罹患や衰え，世の中の変化，近親者の死，などと，変化の先にある死への意識．

③変わらないことを見出す

　自分のなかの一貫性の気づきとその継続を願う．

④自分だけにできることを見つける

　身体活動や移動の制限などの制約があるなかでの発見．

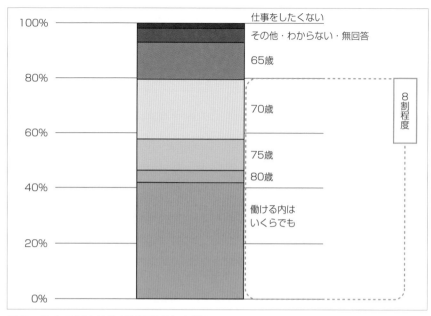

図❷ 多くの高齢者が「生涯現役」を望んでいる
現在就労している60歳以上の方に質問. 70歳以降まで働くことを希望している高齢者は8割にのぼる.
（内閣府「平成26年 高齢者の日常生活に関する意識調査」より経済産業省作成から引用）

▌▌ 高齢者のうつの特徴

　高齢者のうつの特徴は，今まで仕事一筋で生きてきた人間が，定年退職後に近隣に友人も知り合いもおらず，自宅にこもってしまう状況や，配偶者の死などの環境の変化に適応できず，空虚感，悲しみ，絶望などの抑うつ気分に陥ることであったり，興味や喜びの喪失に身体的な機能低下が加わることが高齢者の引きこもり，うつの特徴であり，自殺の原因にもなっている.

▌▌ 「活動の束」の変化と終末期

　心理学者スキナーのライフスタイル論でとらえると，人の個々の行動はまとまると目的や意味をもった「活動」であり，さまざまな活動を持続または入れ替えながら生涯を過ごす. その「活動の束」が先細り継続困難になった

状態を「終末期」と考えることができる．いきなり断ち切られる「ピンピンコロリ型」や少しずつ「減退」していくかは個人によるが，そこで「苦痛を避け，死を恐れる」反応が発生する．また，死を「人生の出口」，もしくは天国など何らかの「入口」ととらえることでその準備としての前向きな行動，あるいはやがて来る「出口」につながる「いまここ」の過ごし方に関心を向け，日常のごく当たり前の所作を一つ一つ味わうなど，人生の大切な発見をすることも可能である[4]．

■ 患者の生活の変化，状況の変化に目を配る

1. 喪失していくものと適応を見守る

退職，友人や家族との疎遠や死別，認知機能・身体機能の低下，興味の減退などの「喪失」と，それに伴う「活動」の変化を，外来や居宅訪問で患者本人や関係者からの話で知ることができれば，患者が現在の状況に適応できているのか否かを考慮しながら対応していくことができる．たとえば以下のような項目の変化をチェックすることは，その原因となっている背景を知ることで適切な対応を考えることができる．

・セルフケアのチェック（血圧測定，服薬，入浴，体操などの自分でおこなう運動）
・食事の状況（回数，自炊状況，栄養）
・外出（頻度，行先，歩行状況）

2. 高齢者の薬剤管理ポイント

高齢者の薬剤管理の特徴は，①腎機能，肝機能低下により，服用薬剤および服用量の調節が求められる，②多剤併用になりがちで，副作用，相互作用の管理が重要，③オーラルフレイルの問題，口腔乾燥，嚥下機能低下で服用

POINT
● 患者と薬について日常から話し，自分の薬に関心をもってもらうためのコミュニケーションが重要である．

薬の選択が必要，④認知機能の低下などでアドヒアランスを向上させるのが困難，などである．

　かかわる薬剤師は，個々の患者薬物療法上起こりやすい問題や有害事象について予防的対応とモニタリングをおこなって早期発見と対応（医師と協議や処方提案）をおこなう必要がある．また，患者と薬について日常から話し，自分の薬に関心をもってもらうためのコミュニケーションが重要である．

1) 多剤併用（ポリファーマシー）の発見と対応のために

　処方カスケードに注意する．患者の訴えは処方薬の副作用である可能性を考慮し，適切な処方提案をおこなう必要がある．また減薬については優先順位をつけ，慎重にモニタリングをおこなう．特に患者自身が納得するような減薬提案をおこなわないと，不安や不満につながることがある．また，実際の服薬状況を確認しないと，服用していなかった患者への指導によって急にアドヒアランスが上がることで副作用が発生することがある．

2) 残薬対応

　患者の自宅の残薬対応については「もったいない」「沢山あると安心」という患者の気持ちや，患者が尊敬する医師が処方している薬を減らすことを嫌がる感情にも配慮しながらおこなう．

▊▊▊ 多職種連携のポイント

1. 情報の共有が要，共通言語をもつ

　医療職同士さらに介護職と医療職では，事象のとらえ方と言語が違うことがある．しかし情報の共有が最重要であるので共通言語をもち，齟齬がないようにしながらも，それぞれの違う視点をあわせることで立体的な理解とケアが可能になる．

2. バイタルサインは最新のものを共有

　血圧，心拍，体温，SpO_2などのバイタルサインは共通言語の一つである．

測定した職種にかかわらず最新のものを常に把握するようにする.

3. 複数の職種がかかわることでの患者の混乱については丁寧に対応

　複数の職種がかかわり，さまざまな説明が患者と家族になされることで，患者や家族が混乱をきたすことがある．そのような時は特にコミュニケーションを厚くし患者側の不安内容を把握しながら丁寧に説明をすることで，患者と家族の理解と意識を高めるチャンスとなる．ケア担当者会議などもよい機会となるが，日常から心がけたい.

4. 医療従事者は患者に「関心」を伝え続ける

　患者にとっては自分にかかわる人の「関心」がモチベーションの源となる.
　特に反応が少ない認知症患者へのコミュニケーションスキルについては，治療やケアにかかわるスタッフ全員が心得ておく必要がある．ユマニチュード（Humaniyude）は，見る，話す，触れる，立つという 4 つの柱をとおしてケアをおこなうことで，患者に人としての尊厳を取り戻させる，効果的なケア哲学とスキルである[5].

5. IT ツールを活用する

　多職種で顔を合わせてのコミュニケーションが最も有効ではあるが，それぞれ多忙であり，IT ツールをうまく活用して情報の共有やコミュニケーションを図ることも大切である.

6. リーダーは立場でなく，行動

　多職種連携時は常に場面ごとにリーダーシップをとるメンバーが変化するものである．それぞれの専門家として必要時は主張し，それぞれの考えを理解しながらよりよいケアをおこなう行動が大切である.

7. 自己にある「エイジズム」と向き合う

　高齢者本人が主体的に生きることを意味する「サクセスフルエイジング」に対し，高齢者を客体としてとらえた社会の見方をあらわす「エイジズム」

という概念がある[6]. この中身は，認知，感情，行動で構成されており，ステレオタイプ化されたイメージ（高齢者は○○である）【認知】があると，

→ 偏見（否定的な感情，評価，判断）【感情】につながり，

→ 差別（不当な扱い）【行動】に表れる.

　たとえば，病院などで事務員が高齢者に「○○さん！○○してね，解る？！」など子供扱いをする等である. 定年退職制度もエイジズムの例としてあげることができる.「高齢者は親切，寛容，思慮深い」など肯定的なものもエイジズムであり，われわれは時折自分のもつ無意識のエイジズムに目を向け，向き合うことで対応を調整することを意識しておこなうべきである.

（井手口 直子）

■ References ■

1) 2050年までの経済社会の構造変化と政策課題について，経済産業省，2018
2) 高齢者の定義と区分に関する，日本老年学会・日本老年医学会 高齢者に関する定義検討ワーキンググループ資料，2017
3) 基礎から学ぶ！行動科学 理論とその技法，日本ファーマシューティカルコミュニケーション学会編，薬事日報社，東京，2018, pp.59–61
4) 長谷川芳典：スキナー以降の心理学（26）高齢者のライフスタイル構築と終末. 岡山大学文学部紀要 **68**：1–17, 2017
5) 本田美和子ほか：ユマニチュード入門，医学書院，東京，2014
6) 朴蕙彬：日本のエイジズム研究における研究課題の検討. *Social science review* **124**：139–156, 2018

PART 5

地域で支える
取り組み・連携

1 地域包括ケアにおける医療スタッフの役割と連携

▌▌▌ 生活習慣病の管理と地域包括ケア

　地域包括ケアシステムは，日常生活圏域（具体的には中学校区）を単位として，住み慣れた地域で自分らしい暮らしを人生の最後まで続けることを目的としている[1]．よって，できるかぎり要介護状態とならないため，脳血管障害や虚血性心疾患のリスクファクターである糖尿病，高血圧，脂質異常症，肥満といった生活習慣病の管理を適切におこなって生活機能低下を予防することが重要である．そのためには，市町村や保険者が主体となっておこなう特定健診によるハイリスク者のスクリーニングと特定保健指導，かかりつけ医による食事・運動療法・薬物療法，ならびに多職種連携が鍵となる．同時に，要介護状態となっても住まいを中心としたさまざまな医療ケア・介護ケアを提供することができるよう体制を整え，外来通院や訪問診療・看護・通所サービスに加えて短期的な入院や施設入所の際の情報共有を円滑に進めることが必要である．

▌▌▌ 健診スクリーニングと生活指導の徹底 ─潜在的な高齢者糖尿病

　市町村などの自治体が地域包括ケアシステムを構築するにあたり，健診による生活習慣病のスクリーニングと生活習慣指導の推進は基本的なものとなる．高知県土佐町において，糖尿病既往のない65歳以上の地域在住高齢者373名〔平均年齢74.5（SD 6.5）歳〕を対象として75gOGTT検査をおこなったところ，13％が糖尿病，32％が耐糖能異常であることが判明し，潜在的な高齢糖尿病患者の頻度が少なくないことが明らかとなった[2]．厚生労働省によると，平成27年度におこなった40〜75歳までの中高年者を対象とした特定健診の参加率は39.3〜60％と約半数程度にのぼるが，肝心の特定保健

指導終了率は 13.1〜30.1 %にとどまり[3]，ハイリスク患者の洗い出しと，更なる積極的な指導が望まれる．

▋▋ 生活習慣病の管理 —認知機能，ADL に応じ減薬・中止も選択肢

　住み慣れた自宅での生活を継続するために，在宅医療や訪問看護・介護サービスがある．定期訪問診療の対象となるものとしては，通院が困難な進行期のがん患者や，脳卒中や認知症，老衰・臓器機能障害のため日常生活動作（ADL）が低下した患者などであるが，多くの場合生活習慣病を伴っており，通院時の薬物療法を継続することがほとんどである．内服薬管理が困難な場合は，かかりつけ医が訪問看護師や居宅管理指導をおこなう薬剤師らと連携し，適宜一包化処方や粉砕処方への変更，お薬カレンダーの使用をおこなう．また，徐々に嚥下機能が低下して内服が困難となるケースも多い．最終段階においては疼痛コントロールのために必要な処方を優先し，時期が来れば降圧薬や脂質異常症薬，あるいは糖尿病薬の減薬・中止が必要となる．看取り期のクリティカルパス，Liverpool Care Pathway においては，予後数日から 1 週間程度と見込まれる場合，不必要な投薬は中止することを推奨されているが[4]，複数診療科から多剤併用処方されることも多い現状からは，看取り期よりも早い段階から処方の一元化・減薬の検討が必要である．

▋▋ 居宅管理における服薬状況のチェックと多職種連携

　住み慣れた地域でできるだけ長く暮らしていくためには，一人暮らしや高齢夫婦のみの世帯，認知症患者の対応に工夫が必要である．生活習慣病の管理において薬物療法は重要であるが，年齢とともに内服薬の管理が困難となることも多い．診療科が異なる場合は複数の処方となってさらに管理が困難となり，自宅に多量の残薬が残っていることが少なくない．アドヒアランスの低下，内服忘れや飲み間違いの現状把握のためには，家族のみならず，ヘルパー，訪問看護師，訪問薬剤師，生活支援員，かかりつけ医が連携して情報共有する必要がある（表❶）．かかりつけ薬局を決めることや，一包化処

表❶　地域における多職種連携のポイント

①多職種連携が必要な症例をかかりつけ医などが判断する.
②かかりつけ診療所, 訪問看護ステーション, 調剤薬局, ケアマネ, ヘルパー事業所, 通所系施設などの事業所間連携が重要となる.
③信頼できる事業所同士で, 定期的に多職種カンファレンスを開催する.
④職種間のヒエラルキーを意識せず, 自由に連絡できる雰囲気作りを意識する.
⑤完全非公開型 SNS「MedicalCare STATION」などの ICT を利用する.
⑥SNS による連携に加えて, 緊急時は電話, FAX なども併用する.

方, お薬カレンダーの利用などの工夫は一定の効果が期待できる. 基礎疾患と血圧や血糖値・HbA1c, LDL などの推移をふまえて, 時には思い切った減薬を決断することも必要であろう.

　平成 30 年度の介護保険制度改定において, 医療・介護の役割分担と連携の一層の推進が謳われている[5]. 医療機関との連携に積極的に取り組むケアマネ事業所については, 従来の入院時情報連携加算に加えて入院後 3 日以内の情報提供を新たに評価することとなり, 迅速な連携がより評価されることとなった. また, 訪問介護事業所などから伝達された利用者の口腔に関する問題や服薬状況や, ケアマネージャー自身が把握した利用者の状態などについて, ケアマネージャーから主治医や歯科医師, 薬剤師に必要な情報伝達をおこなうことを義務づけられた.

　居宅において多職種が医療・介護に関する情報を共有するためには, 血圧ノート, 血糖管理ノート, 血液検査データとともに連絡ノートを分かりやすい場所に保管して相互に記録し参照することが有用であるが, 患者宅を訪問した時にしか情報が取れない難点がある. 医療介護連携をさらに効率的に推進するためには, SNS 上で医療機関と訪問看護ステーション, 訪問薬剤指導担当薬局, ケアマネージャー事業所, 通所介護施設, 地域包括支援センターなどを結び, 随時情報共有することが望ましい. 京都府医師会では, エンブ

POINT
● 医療介護連携を効率的に推進するためには, SNS などのサービスを利用し情報を共有することも方法の一つである.

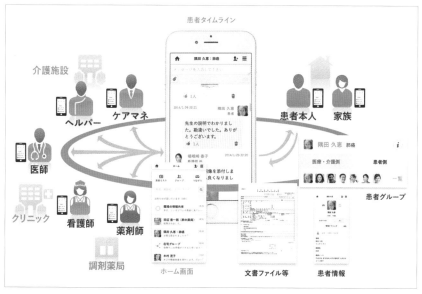

図❶ SNS「MedicalCare STATION」を利用した多職種連携

（文献 6 より引用）

レース株式会社が提供する完全非公開型 SNS「MedicalCare STATION」を使用した「医介連携専用ネットワーク」京あんしんネットを運用し，各事業所単位で参加することによって医療・介護にかかわる多職種間の情報共有を進めている[6]．これは手持ちのパソコンやスマートフォン，iPad などのタブレット端末からアクセスするだけで利用可能なシステムで使用料金は無料である（図❶）．同社によると全国医師会の 1/4 がすでに導入し，2018 年 5 月現在，62,000 人の医療・介護関係者が利用しているという．かかりつけ医による患者登録の後，各職種が専門性にあわせてさまざまな情報をアップして共有し，生活習慣病の管理のみならず，褥瘡管理，意思決定支援，終末期ケアの質の向上などに貢献している．個人情報保護に留意することは必要であるが，今後　連携強化によって生活習慣病の管理やケアの質向上が見込まれる患者については，医療・介護関係者が水平方向の職種連携を進めるために不可欠なツールとなろう．

（和田 泰三）

▌ References ▌

1) 厚生労働省：地域包括ケアの理念と目指す姿について
   http://www.mhlw.go.jp/stf/shingi/2r9852000000uivi-att/2r9852000000ujwt.pdf
2) Fujisawa M *et al*：Trends in diabetes. *Lancet* **369**：1257, 2007
3) 厚生労働省：特定健康診査・特定保健指導に関するデータ
   https://www.mhlw.go.jp/bunya/shakaihosho/iryouseido01/info02a-2.html
4) Liverpool Care Pathway 日本語版 在宅バージョン
   http://www.lcp.umin.jp/
5) 厚生労働省：平成 30 年度介護報酬改定の主な事項について
   https://www.mhlw.go.jp/file/06-Seisakujouhou-12300000-Roukenkyoku/0000196991.pdf
6) 完全非公開型 医療介護専用 SNS メディカルケアステーション
   https://www.medical-care.net/html/about/

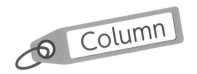

延命の先

　広辞苑が 10 年ぶりに改訂され 2018 年 1 月に第 7 版が出版された．第 6 版までの医療の項目には「医術で病気を治すこと」と説明されている．というより，これしか載っていない．第 7 版では，これまでの説明を①とし，②に「医学的知識とともに福祉分野とも関係しつつ病気の治療・予防あるいは健康増進をめざす社会的活動の総体」が追加され，医療が社会的な営みであることが明記されている．考えてみれば，あたりまえのことである．なぜ，今頃になって医療が社会的な営みであることと説明されるようになったのか．超高齢化の急速な進展が理由であることは言うまでもない．今，日本は高齢化率 28.4%（2019 年 9 月）であり，世界一の高齢国である．2060 年でも世界一の地位を維持し続け，高齢化率は 2065 年には 38%を超えると予測されている．

　高齢化が進むことによって医療が社会的・公共的な営みであることが注目され強調されるようになるのは，第一に，高齢者の医療需要が増えることによって，医療費も介護費用も高齢者が使用する額が増える．第二に，老化という虚弱化していく過程に，生活習慣病のような慢性疾患が中心となるため，これまでの「病院で治す」医療では対応できない．しかも人は老い，虚弱化し，死ぬという過程に例外はない．違いはその期間が長いか短いか，受ける医療や介護の中身だけである．第三に，高齢化すればするほど問題は深刻化する．たとえば認知症は 90 歳を超えると 60%以上が罹患するが根治療法はない．提供される医療・介護の量も内容も変わるとなれば，提供体制も再構築しなければならない．

　どうすればよいのか．プロフェッショナルオートノミーを唱える限り，自らの身を削ってでも，医師集団が主導して医療を再編するしかないだろう．これも明らかなのである．

（大島伸一）

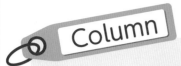

社会の中の認知症とフレイル

　日本の糖尿病患者数が 1,000 万人を超えたとマスコミで話題になったが，その約 4 分の 3 は 65 歳以上の年齢層で占められている．糖尿病患者の高齢化が進む背景の一つは，治療の進歩により患者の寿命が延びたことにある．ただ，もっと大きな原因は"加齢に伴って増加する"という 2 型糖尿病の性質そのものだ．すなわち，昔なら糖尿病を発症する前に亡くなっていた人たちが長生きになり，糖尿病を合併するようになったことが最大の要因といえる．

　認知症にも似た性質がある．有吉佐和子さんの小説「恍惚の人」が社会現象となった頃，認知症は脳軟化症とほぼ同義であり，管理不良の高血圧による脳血管障害としてもたらされた．現在ではアルツハイマー型が大半を占めるとされるが，"病気"と"生理的な加齢性変化"を厳密に区別することは時に困難を伴う．つまり，長生きとなったゆえ，老化に起因する脳の機能低下がおもてにあらわれるようになってしまったとも考えられる．

　何をもって"認知症"と診断するのかさえ，実は難しい．もちろん，長谷川式認知症スケールや MMSE の点数による医学的な診断は重要だ．しかし，たとえば，マンションのオートロックを使えなくなってしまった都会の老人は，"認知症"として扱われてしまうかもしれない．一方，村全体が共同体として機能し，家族であるかないかを問わず家々が高齢者を温かく迎えてくれる田舎があったとしたら，徘徊する人であろうとも，社会のなかで"認知症"が問題になることは少ないのではないか．日本では，今後更なる超高齢化によって，認知症やフレイルの増加が避けられない．医学的な対策に加え，社会としてどのように受容していくべきかについても議論の深まりを期待したい．

（横手幸太郎）

PART 5

2 地域資源の活用

　生活習慣病の治療・予防では，患者や家族の積極的で主体的な治療参画，進行予防のための生活習慣の改善を目指した意識や行動変容が重要となる．ここでは，生活習慣の改善に対する意識や行動変容を持続可能なものにするための支援や介入，地域資源の活用について述べる．

■■■ 生活習慣病の患者を治し・支えるための支援スキル

1. 多角的な評価を可能にする対話力

　生活習慣病は，食生活・食行動の変化（食事の欧米化，過食や偏食，栄養バランスの隔たり），生活や就労環境の利便性と即時性追求に伴う運動不足，社会環境の急速化や複雑化に伴う心理社会的ストレスの増大などがリスク要因にあげられ[1]，生物的（身体的），行動的要因，心理社会的要因の相互関係から発生する[2]．また，血圧や採血などの数値データに生活習慣病の事実が示されているものの，ICF（国際生活機能分類：障害に関する主要概念モデル）の生活機能モデルにもとづく，患者の生活機能3レベル（心身機能・構造，日常生活行為などの活動，社会参加）と影響する健康状態，2つの因子（環境因子：物的環境・人的環境，個人因子：個性など）[3]の相互作用状態を瞬時に目視することは難しい[4]．

　そのため医療スタッフは，目視できない生活機能の障害，つまり患者や家族が治療の過程で有する生活のしづらさ・困難・苦痛，世代別の社会的役割状況（表❶）にも着目しながら，対話で患者や家族が抱える課題を引き出し，多角的に課題を評価（assessment）する必要がある．そして，評価結果を患者や家族にフィードバックする対話を重ねながら，患者や家族とともに課題の整理を実施することが肝要になる．

表❶ （生活習慣病の）患者や家族が治療の過程で有する生活のしづらさ・困難・苦痛，世代別の社会的役割状況

> 生活習慣病の患者世代は，就労・子育て（場合によっては介護も担う）などの役割過重世代，セカンドライフ・介護世代（老老介護・認認介護も含む）に大別される．
> ⇒ 自らの生活習慣病の治療よりも社会的役割を優先せざるをえない環境，その環境に伴うストレスの増大が引き金になり，生活習慣病を悪化させている状況などもありうる．
> ⇒ 世代によって生活リズムや環境が異なるなか，いかにして生活習慣病の治療・進行予防の阻害要因となる生活課題をキャッチできるか，医療スタッフの対話力にかかっている．

2. 課題解決に向けた地域資源を知る

　対話を通じて課題が明確になれば次は，課題の解決に向けた対応策の検討が重要になる．検討ポイントは，患者や家族が自力で対応できるのか，治療機関のスタッフの支援もしくは治療機関以外の機関が提供する支援を利用するのかを見極めることである．このうち，「治療機関以外が提供する支援の利用」が，地域資源の活用に該当する．

　地域資源は，公的支援（フォーマルサポート），私的支援（インフォーマルサポート）に大別され，医療・保健・介護・福祉（くらし全般）領域に至るまで，多種多様な支援内容や提供体制がある．まず公的支援は，サービスや支援が制度にもとづいて提供されるものであり[5]，身近なものでいえば，介護保険法にもとづく支援（表❷，❸），障害者総合支援法にもとづく支援が該当する（表❹）．その他には，安定した療養生活に必要な経済的保障として，傷病手当金，障害年金，生活保護制度（表❺）にもとづく生活扶助や医療扶助などがあげられる．

　私的支援はフォーマルサポート以外の支援であり，家族，ボランティアなどが互助的に無償で提供する非専門的もしくは非定型的な支援である[6]．たとえば，同じ病気を有する患者同士が集う患者会，市町村内の有志が開催す

POINT

● 生活のしづらさ・困難・苦痛，世代別の社会的役割状況にも着目し，患者や家族との対話を通じた多角的な課題評価をおこなう．

表❷　介護予防・日常生活支援総合事業（介護保険法）

大きく2点に大別される.

対象	支援内容
①基本チェックリストで生活機能の低下が確認された方，要支援1・2の方	訪問型サービス，通所型サービスなど
②65歳以上の方	1）一般介護予防事業：介護予防のための健康チェック，口腔機能の向上体操，軽体操，運動と手先を使った動作による認知症予防，閉じこもり予防の交流など，各種教室の開催 2）地域の健康づくりのサポーターを育成するプログラムの開催

るスポーツや食事会などのサークル活動等が該当する.

　これらの地域資源を患者や家族がかかえる課題に単純にあてがうだけでは意味がない．患者や家族がかかえる課題に対し，どの地域資源をどの程度利用すれば，患者の生活習慣病の治療や進行予防が図れ，患者や家族のQOLが向上するのか，ある地域資源を利用することで経済的・心理的負担感の増大など，他の障壁が生じないかまで視野に入れた検討が必要になる．そのため，単に地域資源の名称を知っているだけで，患者や家族に何となく利用紹介することは，非常に無責任なケアである．

3. 地域資源の活用に向けた「情報収集力・情報共有力」と「多職種との連携力」

　上記の列挙だけでも，数多くの地域資源がある．医療スタッフ各自が，所属機関の市町村を中心に地域資源の情報収集をおこない，サポートの内容，利用方法，対象者，相談窓口などを把握しておくとよいが，これらの情報収集に余裕がない場合もある．その際は，多職種連携で，病院であれば社会福

POINT

● 地域資源には，公的支援・私的支援があり，多職種連携で情報収集・情報共有を図ることが重要となる．

表❸　従来からの要介護認定の結果にもとづく給付（介護保険法）

①介護予防給付（要支援1・2）	介護予防サービス（訪問入浴介護，訪問リハビリテーション，訪問看護，居宅療養管理指導，通所リハビリテーション，ショートステイ，医療型ショートステイ，特定施設入居者生活介護，福祉用具貸与，福祉用具販売，住宅改修費支給）	
②介護給付（要介護1〜5）	介護サービス	訪問介護，訪問入浴介護，訪問リハビリテーション，訪問看護，居宅療養管理指導，通所介護，通所リハビリテーション，ショートステイ，医療型ショートステイ，特定施設入居者生活介護，福祉用具貸与，福祉用具販売，住宅改修費支給
	施設サービス	介護老人福祉施設，介護老人保健施設，介護療養型医療施設，介護医療院【介護療養型医療施設の転換施設として創設】への入所
③地域密着型サービス	地域によって異なる．利用可否は，居住地の行政（高齢福祉，介護保険関係部署）や地域包括支援センターで要確認	
	・サービスの例1（対象：要支援1・2の方）　※京都府向日市	
	介護予防小規模多機能型居宅介護，介護予防認知症対応型通所介護，介護予防認知症対応型共同生活介護（要支援2の方）	
	・サービスの例2（対象：要介護1〜5の方）	
	小規模多機能型居宅介護，看護小規模多機能型居宅介護，地域密着型特定施設入居者生活介護，地域密着型介護老人福祉施設入所者生活介護（新規入所：原則要介護3以上の方），定期巡回・随時対応型訪問介護看護，認知症対応型通所介護，認知症対応型共同生活介護，夜間対応型訪問介護，地域密着型通所介護	

祉士（ソーシャルワーカー）や退院支援看護師にたずねたり，そのほかであれば，地域包括支援センターや行政窓口に出向いてパンフレットをもらうなどで情報収集する方法もありうる．また，担当患者や家族に対する支援の相

POINT

● 治療が行き詰った時は，患者内面にアプローチするケアの導入を検討し，他職種や私的支援（インフォーマルサポート）の力を借りることも重要．

表❹　障害者総合支援法にもとづく自立支援給付

障害の状況に合致した障害者手帳の申請が基本となり，主なものとして2点あげられる.

①自立支援給付 （全国共通）	・居宅介護（ホームヘルプ）や短期入所などの介護給付 ・心身の障害軽減を目的とする医療給付の自立支援医療 （18歳以上の身体障害者の更生に必要な医療費の一部公費負担：更生医療，他には育成医療，精神通院医療がある） ・補装具費の支給など ※介護給付は，障害を有する方の状態に応じた必要な支援の程度，検討すべき事項（当事者の社会参加の状況，介護者の状況，居住環境など）を踏まえて，障害福祉サービスの支給が決定する.
②地域生活支援事業 （市町村独自）	相談支援事業，地域活動支援事業，日常生活用具の給付など

表❺　生活保護

> 生活保護は，他の施策の利用（他法優先），親族などの支援を検討しても他の方法で最低限度の生活が保障できない時に全面的，もしくは不足分を賄う（補足性の原則）形で経済的支援をおこなう，申請に基づく社会保障制度.

談を病院内の相談部門や地域包括支援センターでおこなうことで，相談対応者（社会福祉士・退院支援看護師・保健師・ケアマネージャーなど）が患者や家族と面談し，その結果，利用を検討しているサポートの提供機関と連携し，利用調整をおこなう支援につながる場合がある．以上により，治療機関から生活空間へ「キュア（cure）とケア（care）の連続性」を維持すること

多職種の視点　環境を整えることの重要性

外来および入院中の生活習慣病の患者と何気ない話をしている際に，「祖母の介護でなかなか受診ができない」「認知症の父から目が離せないから，自分の食事バランスまで手も気も回らない」という話が出る場合がある．患者の治療が進むよう，患者の周囲を整えるケアの必要性を発見する瞬間である．このような場合，患者や家族に対し，要介護者の介護体制を整えるための支援について情報提供をしたり，相談部門があるという紹介をしている．何気ない話を無駄にしないこと，患者が治療に専念できる環境を獲得できるよう，他職種の力を借りるスムーズな連携を図ることに留意している.

（元　看護師・森山智晴）

も可能になる[7].

またインフォーマルサポートについて，運動系はリハビリスタッフ，栄養系は管理栄養士，口腔ケア系は歯科医や歯科衛生士といったように，各領域の専門職が独自に情報を有している場合がある．職種の垣根を越えて情報収集や情報共有を図ることで，患者や家族の支援がより有意義なものになりうる.

▮▮▮ 生活習慣病の治療が行き詰った時
—心理的支援と地域資源を新たに創る発想

患者の臨床データの改善がみられず治療がうまくいっていない場合，熱心な医療スタッフほど患者や家族に対し，食事，運動，服薬などの状況について厳しく尋問し，更なる指導をしがちである．場合によっては患者の内面が，生活習慣病の治療・進行予防を阻害し，主体的な治療参画につながっていないことがある[8].「好きにさせてくれ．自己責任なので問題ない」「好きなものを好きなだけ食べないとイライラする」「人に指図されたくない」など，患者自身が自暴自棄，悲しみ，怒りなどの否定的な感情を有し，医療スタッフからの指導や助言を聞き入れられない心理状況に陥っている場合もありうる．もしくは，治療に前向きではない患者の状態に心を痛めている家族もいるだろう.

このような場合は，患者や家族が心を許しているスタッフ，臨床心理士などによる心理的支援が必要であろう．一方で，同じ境遇にある患者が，他の患者の心を開く力を有している場合もある．そのため，患者会への参加を促すケアも念頭に置くとよい．他方，前述したような否定的な感情を有した患者や家族が自らの所属機関に多くいる場合，所属機関内で疾患別の患者会，家族会を作ることも一案であろう．その際は，患者や家族を中心に，最初は所属機関内，次に外部機関へと，徐々に連携を拡大しつつ，会の目的・運

POINT

● 既存の地域資源の活用だけを検討せず，場合によっては所属機関内で患者会や家族会を立ち上げるような発想を持ち合わせておく.

営方法・活動内容を話し合い，協働体制を構築していく過程が重要である[9]．

（清家　理）

PART 5

地域で支える取り組み・連携

▮ References ▮

1) 小玉正博：第 3 章 健康心理学と臨床心理学．健康心理学・入門―健康なこころ・身体・社会づくり―，島井哲志ほか編，有斐閣アルマ，東京，2009，pp.43-44

2) Stafino EP：Context and perspectives in health psychology. In：*The SAGE Handbook of Health Psychology*, eds by Sutton S *et al*, SAGE Publishing, California, 2005

3) 厚生労働省大臣官房統計情報部：第 2 回社会保障審議会統計分科会生活機能分類専門委員会資料，資料 3-1 ICF における構成要素について，2016
https://www.mhlw.go.jp/shingi/2006/12/dl/s1213-6b.pdf

4) 清家理ほか：孤立防止のための互助・自助強化プログラム開発研究．大阪ガスグループ福祉財団研究報告集 **30**：101-107，2017

5) 櫻井孝ほか：第 3 章 2 節プログラム活用の手引き 4 社会福祉領域．「認知症介護教室」企画・運営ガイドブック―続けられる！始め方・進め方のノウハウ―，櫻井孝ほか編，中央法規，東京，2018，pp.73-75

6) 「認知症介護教室」企画・運営ガイドブック―続けられる！始め方・進め方のノウハウ―，櫻井孝ほか編，中央法規，東京，2018

7) 清家理：第 4 章 §4 ソーシャルワーク理論に基づく機能と分析視座の作成．医療ソーシャルワーカーの七転び八起きミッション，メジカルビュー社，東京，2015，pp.94-101

8) Seike A：Community Social Work：Learn, no matter how old you get and be active throughout your entire life. *Kyoto University Research Activities* **5**：14-15, 2015

9) 櫻井孝ほか：第 2 章 3 節プログラムの立案．「認知症介護教室」企画・運営ガイドブック―続けられる！始め方・進め方のノウハウ―，櫻井孝ほか編，中央法規，東京，2018，pp.31-42

3 | 保健指導

これまでの一般的な保健指導は,「このままだったら脳卒中になる」というように, 疾病の怖さを概念的に伝えたり,「腹八分目に」といった一般的, 抽象的な生活改善方法を伝えたりするものが多い. インターネットが普及し, マスメディアからの健康情報が溢れている昨今, 容易に, より詳しい健康情報を入手することができるため, このような伝え方では, 生活習慣の改善行動には至りにくく, 指導の仕方にも工夫が必要となってくる.

▍▍▍ 生活習慣病の保健指導の考え方

生活習慣病の保健指導で重要なことは,「実感」が湧くような伝え方である. 生活指導をおこなう前に, 現在の状態を放置しておくことが自分にとって不利であるということを, 実感できるよう伝えておくことが, 生活習慣病の保健指導では鍵になる. たとえば高血圧の場合, どれくらいの圧力が血管にかかるのか, 圧力がかかる血管はどれくらいの太さなのかなど, 具体的な状態がイメージできるように伝えることで生活習慣病のリスクを放置する危険性を実感させる (図❶). そのうえで, 具体的な生活改善の改善内容について相談を進める.

具体的な生活の改善指導では,「生活習慣がどのようにリスク因子を増長させるか」「なぜ, その生活習慣を改善する必要があるのか」を十分説明し, 関連する生活習慣を提示するとともに, 生活のどのような場面でそれを選択しているか考えてもらうことを促す. また,「無意識にしている行動の結果を意識化する」こともポイントになる. 摂取した食品やアルコールの糖分はスティックシュガー何本分に相当するか, その糖分は体内でどのように代謝されるのか, その結果が検査結果にどうあらわれているのか, などをつなげながら説明することが効果的である.

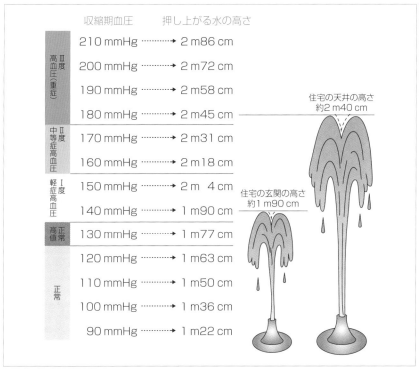

図❶　保健指導資料の例
〔厚生労働科学研究費補助金 循環器疾患・糖尿病等生活習慣病対策総合研究事業（生活習慣病重症化予防のための戦略研究）：介入資料例より引用〕

　保健指導において最も避けたいのは，「指摘」や「指示」である．たとえば，「○○はよくない」「○○は控えてください」といった指摘は，生活改善意欲が高まった段階では一定の効果が見込める可能性があるが，そうでない場合は対象者を受け身にし，主体的に問題を解決しようとする意識を低下させてしまう．

POINT

● 「血圧が高い」「血糖が高い」は血管にどういうダメージを与えるのか，そのメカニズムについて，実感を伴うように説明する．

<特定保健指導の選定基準>（※）服薬中の者は，特定保健指導の対象としない.

腹囲	追加リスク ①血糖 ②脂質 ③血圧		④喫煙歴	対象	
				40〜64 歳	65〜74 歳
≧85 cm（男性）≧90 cm（女性）	２つ以上該当			積極的支援	動機付け支援
	１つ該当		あり		
			なし		
上記以外でBMI≧25	３つ該当			積極的支援	動機付け支援
	２つ該当		あり		
			なし		
	１つ該当				

特定保健指導

初回面接 → 【動機付け支援】／【積極的支援】３か月以上：継続的な支援 → 実績評価 → 国に報告

図❷　特定保健指導選定基準と保健指導の流れ

（厚生労働省，特定健診・保健指導についてより引用）

特定健診・特定保健指導

　高齢期で起こる脳卒中や心筋梗塞，ならびに糖尿病合併症の予防による健康寿命の延伸を目的に，2008 年から特定健診・特定保健指導制度がスタートした．かつての健診では，「早期発見・早期治療」が健診の主な目的であったが，特定健診は，保健指導が必要なものを抽出し，早期介入による生活習慣改善に向けた行動変容を目指す．そのため，妊娠中を除き，治療中のものも含めた 40〜74 歳に該当するすべてのものが対象である．

　検査項目には，身体計測にウエスト周囲長測定が加えられたほか，血圧測定，血糖・血中脂質・肝機能・腎機能・血色素などの血液検査，尿検査，ならびに，食事や運動に関する問診がある．2018 年からの第 3 期以降の問診項目には，「残っている歯の本数」や「何でも噛んで食べることができるか」といった質問が加えられ，野菜摂取の減少によるエネルギーの過剰摂取や脂質割合の増加を把握することとなったが，同時に，フレイルの恐れのある人

134

をスクリーニングするのにも活用できる.

　この健診結果から，肥満に高血圧や高血糖などの生活習慣病関連リスクを合併しているものをスクリーニングし，対面による保健指導の対象者を選定する．ここで実施される保健指導を特定保健指導といい，スクリーニング基準は図❷のとおりである．保健指導対象者のうち，よりリスク集積数が多いものを対象におこなわれる指導を「積極的支援」といい，3ヵ月以上の継続的な保健指導が実施される．積極的支援よりもリスク数が少ないか，または，65歳以上である場合は「動機付け支援」と呼ばれる指導の対象となり，これは，健診後とその3ヵ月後の2回の保健指導の対象となる.

　いずれも，生活習慣病関連リスクの改善に向けた減量や減塩，禁煙が主な指導内容になるが，継続的に指導対象となる場合など，減量方法だけを強調する対処型の指導だけでは改善効果が長続きしない．高血圧や高血糖に至る原因の一つに，内臓脂肪細胞の肥大化をきっかけとして内臓脂肪から分泌されるアディポサイトカインが関係しているというメカニズムを理解してもらうことが，減量に向けた継続的な動機づけになる.

（野口　緑）

4 | 入退院・通院における患者サポート

　病院は何らかの病気や怪我などがあって治療の必要な高齢者が入院・通院されている．同じ病気の方でも高齢者では，状態，状況，環境はそれぞれ異なり，フレイルの状態も包括的に評価する必要がある．身体的フレイルのほか，多面的フレイル（社会的フレイル，認知的フレイル，オーラルフレイルなど）も要介護・死亡の予測因子とされ，その側面からサポートを留意していくこと，地域と連携し包括支援につなげていくことが大切である．

▌▌▌ 入院・退院における患者支援

1. 入院のメリット・デメリットの理解

　入院により，在宅療養ではみえなかったフレイルまたはフレイルのリスクを発見することができる．改善につなげることができるようその糸口を患者本人と一緒に見つける．たとえば，服薬管理や食事の工夫・改善，リハビリテーションの導入，経済面・生活面の不安に対する相談などの支援である．

　入院することによるデメリットとしては，日常生活から遮断される，決められた生活リズムや食事となる，非日常の世界，手術など侵襲的治療後の廃用性などがあげられる．これに対しては，たとえば，フレイル予防のためリハビリテーションの導入など予防的介入を多職種で早期におこなう．

2. 包括的アセスメント

　入院，または入院前から，退院後の生活を見据えて，高齢者総合機能評価（CGA）など多角的な評価をおこなうことが重要である．そのうえで，その人なりの生活をどう再構築するか，さまざまな側面から可能であれば患者・家族とアセスメントを共有して，一緒に検討する（表❶）．考え方としてジャーメインの言葉で「in the shoes」という考え方がある．他人の靴を履くと違和

表❶ さまざまな側面からのアセスメント例

	情報収取・アセスメントすべき項目の例
医療面	今後の予測, 必要な医療は何か, どのように患者・家族に説明されているかなど.
生活面	日常生活動作（ADL）低下が実際の生活にどのように影響するのか, 退院後の生活で具体的に困ることは何なのか, 予測されることは何かなど.
精神面	今までどう生きてきて現在どう感じているか. 何を大事にしているかなど.
社会面	どのような環境で生活されているか. どのような生活, 仕事をされているか. 何らかの役割があるかなど.

感がある. 患者を理解するために, 相手の靴を履いて, その違和感は何かを知ろうとすることが大切である.

3. 多角的な評価・予防・介入

在宅での生活を患者・家族と共有し, 実際のその人なりの生活に即した療養体制を構築することが大切である. たとえば, 起床時間だけを取りあげても人によってさまざまであることが分かるであろう. まず, しっかりと患者の話に耳を傾け, 実際の生活に即した服薬指導, 食事指導が大切となる.

▮▮▮ 在宅・外来通院での患者支援

1. 通院, 在宅での包括的アセスメント

活動性の低下, 低栄養の状況, 気持ちの落ち込みを対話のなかでアセスメントする. 継続して通院や訪問するなかで, 各職種の医療スタッフと患者・家族との対話のなかで見つけていく.

POINT

● 実際のその人なりの生活に即した療養体制を構築すること, 地域と連携し包括支援につなげていくことが大切である.

2. 包括的な評価・予防・介入

フレイル予防の視点：日々の生活の場で，患者・家族と共有しともに考え，患者・家族自身が決めていくことができるようにサポートする．また，継続的にみていく必要がある．特に，無症状の場合は，食事療法，運動療法，薬物療法など長期にわたる「自身でおこなう治療」を継続することは簡単なことではない．患者自身が継続することを自ら決めていくための情報提供，支援をおこなうことが重要といえる．

多職種の視点を取り入れ工夫：地域のさまざまな職種の視点を，相互に共有することでその人なりの生活に則した工夫を取り入れていく．たとえば，勉強会・地域サロン・介護予防教室などへの参加，訪問リハビリ，訪問看護（服薬指導，栄養相談，体調管理），通所リハビリなどである．

3. 医療の視点と介護・福祉の視点は必須

医療の視点，介護・福祉の視点はいずれも必要であり，どちらが欠けても成立しない．「多角的な視点」があるからこそ包括的支援につながる．リハビリテーション，栄養や心の問題を包括的にみていく必要があり，多職種の視点だからこそ気づくこともある．生活面・精神面のサポートも重要であるため，ソーシャルワーカーを活用いただきたい．

病院，地域の枠を超え包括的に多職種が連携していくことが大切である．たとえば，地域とのカンファレンスに多職種で参加する（栄養士，リハスタッフなど），地域で勉強会を開催する，定期的な事例検討会をおこなうなど，地域と院内職種との連携・協働する体制づくりが重要となる．

現状では，まだ医療の現場でのフレイルの認知度が高いとはいえない．まず，フレイルの概念を理解し，共通語として多職種で取り組むこと，そして地域移行することを考えると，地域の介護・医療・福祉のスタッフともこれを「共有する」ことが今後重要になってくるであろう．

（隈村 綾子）

▌ References ▌

1) カレル・ジャーメインほか著, 小島蓉子訳：エコロジカルソーシャルワーク：カレル・ジャーメイン名論文集, 学苑社, 東京, 1992
2) オンコロジーナース **10**, no.2, 2016, 日総研出版
3) 公益社団法人日本医療社会福祉協会：保健医療ソーシャルワークの基礎―実践力の構築―, 相川書房, 東京, 2015

多 職 種 の 視 点　生活習慣病予防と多職種連携

生活習慣病の発症予防には，特定健診の受診を重視している．従来の受診勧奨に加え，商工会とのコラボ，国保料徴収員も受診勧奨訪問を実施している．現在，筆者の勤務する京都府向日市の重症化予防対策は糖尿病をターゲットにしている．未治療・治療中断者には，保健師や栄養士が受診勧奨訪問，特定健診の結果リスクの高い人には，かかりつけ医と相談しながら保健指導・栄養指導をおこなっている．そして，糖尿病連携手帳を通じた，かかりつけ医・専門医などとの連携も図っている．一方，事例検討会には，医師，薬剤師も参画し，多角的な検討をおこなっている．形式的な連携会議ではなく，ケア実践のなかで多職種が事例中の課題を一緒に考えることに連携の意義があるといえる．

（保健師・柴田晶子）

5 老健施設における患者サポート

　介護老人保健施設（老健施設）は，介護保険制度以前は中間施設として病院から退院した人がリハビリなどにより機能を回復させ，地域に戻るための「中間施設」として老人保健法をもとにした医療施設として整備された．2017 年の介護保険の改正においては，老健施設は「居宅における生活を営むことができるようにするための支援が必要である者」に対しケアを提供する施設と定義されたことから，2018 年の介護報酬改定においても，在宅復帰および在宅支援機能がさらに評価されることになった．現在，老健施設の中心となるサービスは，①入所サービス，②ショートステイ，そして③通所および訪問リハビリテーションである．

▌▌▌ 老健施設入所による在宅維持のための介入手段

　高齢者が自宅で生活が困難になる理由は数多く，疾病の悪化という医学的な状況であれば医療機関が対応すると考えられるが，病院に入院するほどでもないとかかりつけ医が判断した場合の対応や，普段ケアをしている家族が疾病や用事などで対応できない時のケア，さらには，利用者の機能低下のため，一時的に在宅生活が困難になった場合に，一時的に老健施設に入所し，リハビリテーションその他のサービスを受けることができる．すなわち，フレイル高齢者に対するサポート機能を有している介護施設である．

▌▌▌ 老健施設入所の効果

　老健施設におけるリハビリテーションは通常のリハと，入所後 3 ヵ月のみ提供できる「短期集中リハビリテーション」および「認知症短期集中リハビリテーション」がある．図❶[1)]は，59 施設の老健施設から在宅復帰した方々

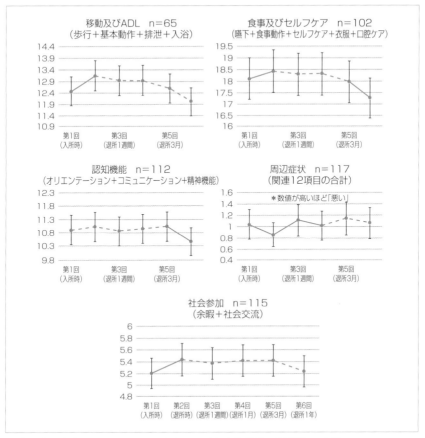

図❶　在宅復帰した高齢者の入所中および在宅復帰後の諸機能の変化

（文献 1 より引用）

115 名についての機能を 5 つの領域に分けて 1 年間追跡したものである．平均入所期間は 79 日であった．入所中，移動および日常生活動作（ADL），食事およびセルフケア，認知機能が著しく改善した（実線は有意差があること

POINT

● 介護老人保健施設は，居宅における生活を営むことができるよう，そのための支援が必要な方に対しケアを提供する施設として定義されている．

を示している）．周辺症状（得点が高い方が悪い）は，入所してやや改善したが，環境の変化によって再度悪化し，その後再び改善した．社会参加は入所中も改善し，さらに在宅復帰後も改善を続けた．以上のことから，在宅復帰ができる高齢者にはフレイルを含む可塑性のある機能低下が含まれ，リハビリテーションなどにより改善することが考えられた．

しかしながら，老健施設退所後は社会参加を除くすべての領域で，少しずつ状態は悪化した．以上のことから，心身機能は，入所後リハを受けることで改善するが，在宅復帰後はリハの頻度が下がり，機能が低下するため，居宅でも機能低下を予防するためのリハビリテーションの継続が望ましいと考えられた．一方，社会参加については，当然ながら在宅復帰によりその可能性が広がるため改善を認めたと考えられた．

通所リハビリテーション（デイケア）におけるフレイル対策

老健施設退所後の高齢者の在宅生活を支える機能として通所リハビリテーション（デイケア）と訪問リハビリテーションがある．図❶に示すように，高齢者は在宅復帰後機能低下が始まる．この機能低下を防ぎ，在宅生活を維持することが，老健施設におけるデイケアおよび訪問リハビリテーションの目的である．デイケアにおいては，通常のリハビリテーションのほか，認知症に対する短期集中リハも実施できる．訪問リハビリテーションは，何らかの理由で外出が困難な高齢者に対するリハビリテーションとして有用である．

短期入所（ショートステイ）におけるフレイル対策

老健施設では短期入所（ショートステイ）において，利用者の家族のレス

POINT

● 介護老人保健施設では，医師や看護師のみならず，多職種の医療スタッフが連携して，入所中の医療およびケア，さらには在宅に向けての調整に取り組んでいる．

パイト，およびリハビリテーションの提供がなされているほか，利用者の状態が不安定な場合や，家族の状況の変化がある場合に緊急ショートステイをおこなっている．通常ショートと緊急ショートの利用目的について，通常ショートはレスパイト目的の利用が64％で最も多いのに対し，緊急ショートはレスパイトの月間の利用13％のみであった．また，リハビリ目的の利用についても緊急ショートと比較して通常ショートで多かった．一方，緊急ショートの利用目的で最も多かったのは，家族の体調不良で38％だった．そのほか，家族の外出，状態把握（アセスメント），服薬管理・調整，治療・医療的措置を目的とした利用が通常ショートより多いことが特徴だった．しかし，利用者の状態像は緊急ショートと通常ショート間で差がなかった．一方，よりフレイルの割合が高い要支援者におけるショートステイがある．

老健施設における多職種連携

　上記のような機能維持・フレイル対策が効果的なのは，老健施設では多職種による複合的なサービスが提供できることが理由と考えられる．医師のほか，看護師，理学療法士・作業療法士・言語聴覚士などのリハスタッフ，介護福祉士，管理栄養士，相談員などが連携して，入所中の医療およびケア，さらには在宅に向けての調整に取り組んでいる．

医師：在宅支援における医師の役割としては，必要なプライマリーケアの提供と入所中のリハビリテーションの処方により，在宅生活をおこなえるように促すことである．このほか，優先順位が高い慢性疾患の治療の継続と多剤併用などの解消もおこなう．

看護師：老健施設における看護師は，医師の処置を受けて看護をおこなうだけではなく．入所や在宅復帰など場所の移動に伴うリスクを的確に把握し，それに対応したプランをおこなうことが可能である．

リハスタッフ：理学療法士，作業療法士，および言語聴覚士は，利用者の状態に応じた個別のリハビリテーションをおこなう．老健施設のリハビリテーションは，単なる機能訓練ではなく，在宅生活を維持するのに必要な機能を利用者が入所中に学習するための支援をおこなう．また，利用者はリハビリ

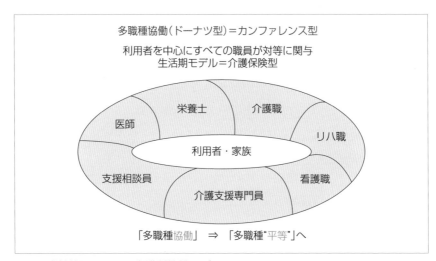

多職種協働（ドーナツ型）＝カンファレンス型

利用者を中心にすべての職員が対等に関与
生活期モデル＝介護保険型

栄養士　介護職　医師　リハ職　利用者・家族　支援相談員　看護職　介護支援専門員

「多職種協働」　⇒　「多職種"平等"」へ

図❷　老健施設における多職種協働モデル

テーション室にいる時だけリハをおこなっているわけではない．自分の居室周りの動作のポイントを看護師・介護士などに伝達し，普段の生活がリハビリテーションとなるような環境設定をおこなう．さらに，在宅復帰にあたっては，居宅を訪問し，環境上障壁となっている要因を検討し，在宅生活の維持が可能となるように，施設の相談員や，在宅のケアマネージャーなどと連携することが求められる．

介護士：老健施設における介護士は常に利用者に一番近いところにいる．他の職種から情報伝達を受けて，フロアにおけるリハビリテーション，食事の介護，ベッド周りの環境整備を通じて，在宅での環境整備への提案をおこなうことが求められる．

管理栄養士：老健施設における管理栄養士は，利用者の食事の献立を立てるだけでなく，医師や看護師と協力して低栄養の対策を考え，医師・理学療法士・介護職などと協力して，嚥下機能障害に対応する食事形態の検討をおこなう．

支援相談員：入所退所の際に，利用者の居宅を訪問し，リハ職などと連携して，在宅での生活のためのリハビリ，環境整備などの方策，退所後のサービ

スのあり方をケアマネージャーと連携して提案していく.

　このように老健施設では図❷に示すような多職種連携におけるケアおよびリハビリテーションがおこなわれ，利用者の機能改善・機能維持に効果をあげている.

（大河内 二郎）

▋ References ▋

1) 大河内二郎：ICF を活用したデータマネジメント. *Journal of Clinical Rehablitation* **26**：1184-1191, 2017

<table>
<tr><td>付録</td><td>知っておきたいフレイル・ロコモ・サルコペニアの概念</td></tr>
</table>

フレイル・ロコモティブシンドローム（ロコモ）・サルコペニアは，超高齢社会を迎えたわが国において，要介護状態に至る最も重要な因子・病態として位置づけられる．詳しくは本シリーズ①の「フレイルとロコモの基本戦略」を参照されたいが，ここではその概念を簡単にまとめる．

▌▌▌フレイルの基本知識

高齢化の進行とともに介護を必要とする高齢者が急増している．健常な状態から要介護状態への移行は脳卒中による場合などが代表的であるが，わが国では人口の高齢化により疾病構造が変化し，近年はフレイルやロコモに関連した事象により要介護に至るケースが増えている．

フレイルとは高齢期に心身の機能が低下し要介護に移行しやすい状態，すなわち要介護の前段階にあたる概念である（図❶）[1]．①身体的な衰え，②精神・心理的な衰え，③社会性（社会参加）の衰えの3要因からなり，これらが相互に影響し合い，負のアウトカムを形成する（図❷）．重要なポイントとして，このフレイルの段階でしかるべき対応をおこなえば健常な状態への改善が見込める「可逆性」を有する点である．フレイルの用語は英語のfrailtyに由来する．これまで「虚弱」などの訳が用いられてきたが，不可逆性のイメージがあり可逆性であることを強調するために，また国民への普及・啓発の観点からも名称の変更が検討され，2014年に日本老年医学会より「フレイル」を用いることが提唱された．

現在，世界的に最も使用されているフレイルの指標はFriedの診断基準（CHS基準）であり，①体重減少，②歩行速度の低下，③筋力低下，④疲労感，⑤活動量の低下の5項目からなり，該当項目3つ以上でフレイル，1〜2つでプレフレイルとされている．

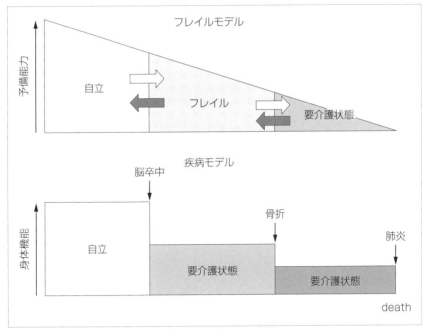

図❶ 要介護に至るフレイルモデルと疾病モデル

（文献 1 より作成）

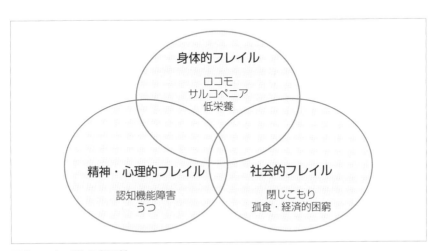

図❷ フレイルの多面性

フレイルは，身体的，精神・心理的，社会的要因からなる．適切な介入・支援により，生活機能の維持向上が可能

ロコモ・サルコペニアの基本知識

　ロコモは「運動器の障害によって，移動機能が低下した状態」と定義され，2007年に日本整形外科学会から提唱された．筋肉や骨，関節などの運動器に何らかの障害が起こり，「立つ」「歩く」といった運動器の機能が低下した状態を指す．進行すると自立した生活が損なわれ，要介護リスクが高まる．ロコモは，身体的フレイルと類似する概念と言えるが，移動機能を主要アウトカムとして扱い，関節や脊椎の障害などが強調されている．ロコモの原因は，サルコペニア（筋力の低下），バランス能力の低下（平衡機能の低下）などの加齢に伴う運動器の機能不全に加えて，高齢者に多くみられる運動器の疾患（骨粗鬆症，変形性脊椎症，変形性関節症）などがあげられる（図❸）[2]．

　サルコペニアは，ギリシア語のサルコ（sarx，筋肉）とペニア（penia，減少）を組み合わせた造語である．「高齢期にみられる骨格筋量の低下と筋力もしくは身体機能（歩行速度など）の低下」と定義され，筋量や筋力が低下することでバランスを崩し転倒・骨折を招来する．サルコペニアはフレイルやロコモの重要な構成要因である．低栄養，筋力低下，活動量低下，易疲労感，体重低下といった一連の負のスパイラルが形成される「フレイルサイクル」のなかで，サルコペニアはその中核をなす（図❹）[3]．また，運動器の機能不全にもサルコペニアは関与しロコモの原因疾患の一つにあげられる．

　フレイル・ロコモ・サルコペニアの概念は一部オーバーラップがみられるが，高齢期の身体機能や生活機能低下の予防を目的としている．今後，種々の臓器あるいは疾患とのかかわりについても認識を深める必要があり，医師のみならず多職種で連携を取り合うことが重要となる．

■ References ■

1) 葛谷雅文：超高齢社会におけるサルコペニアとフレイル．日内会誌 **104**：2602-2607, 2015
2) Nakamura K：The concept and treatment of locomotive syndrome：its acceptance and spread in Japan. *J Orthop Sci* **16**：489-491, 2011
3) Xue QL *et al*：Initial manifestations of frailty criteria and the development of frailty phenotype in the Women's Health and Aging Study II. *J Gerontrol A Biol Sci* **63**：984-990, 2008

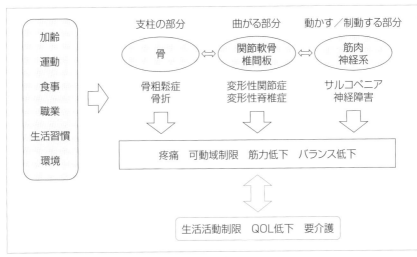

図❸ ロコモティブシンドロームの構成要素

（文献 2 より改変引用）

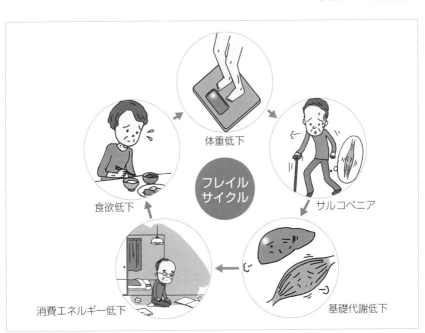

図❹ フレイルサイクル
サルコペニアはフレイル・ロコモの重要な構成要素である．サルコペニアとそれに伴う筋力低下，活力低下，低栄養，活動度低下など互いに悪循環・連鎖を形成し，要介護状態への進行につながる．

（文献 3 より改変引用）

索 引

欧 文

α-GI　52

ADL　14, 32, 47, 60, 137

ASCVD　87

AWGS　30

CGA　32, 50

CGA7　32

CHS インデックス　32

DASC-8　50, 54, 55

DPP-4 阻害薬　52

Edmonton Frail Scale　32

eGFR　52

EXACT-HF 試験　76

Frailty Index　32

HDL コレステロール　10, 95, 97

ICF　125

LDL コレステロール　10

Liverpool Care Pathway　119

MedicalCare STATION　121

PIMs　103

SGLT2 阻害薬　50, 52

SHEP 試験　77

SNS　120

SPPB　89

SU 薬　51

TIA　22

和 文

あ

アドヒアランス低下　50

アルコール摂取　97

アルツハイマー病　68

アロプリノール　75

一過性脳虚血発作　22

医療介護連携　120

インスリン抵抗性　2, 49, 66

インスリン分泌低下　49

インフォーマルサポート　126

ウエスト周囲長　70

うつ　24, 32, 69, 112

運動療法　16, 49, 70, 87, 89, 93

エイジズム　115

栄養指導　75, 81, 82, 83

エリクソンのライフステージ　110

か

介護保険法　126

介護予防　127

介護老人保健施設（老健施設）　140

下肢の筋力　49

課題解決　126

家庭血圧　12, 29

カテゴリーⅠ　55

カテゴリーⅡ　51, 55

カテゴリーⅢ　53, 55

がん　87

簡易身体能力バッテリー　89

患者会　130

患者支援　136, 137

管理栄養士　80, 130, 144

喫煙　95

基本チェックリスト　32

禁煙　95

　　──治療　96

　　──補助薬　97

緊急ショートステイ　143

筋肉の質　49

グリクラジド　51

グリニド薬　52

グリベンクラミド　51

グリメピリド　51

経済的・心理的負担感　127

血糖コントロール目標　28, 53, 55

減薬　114, 119, 120

降圧目標　13, 45

後期高齢者　14, 49, 59

高血圧　2, 5, 42, 72

　　──症　82

高血糖　47, 49, 81

高浸透圧高血糖状態　47

公的支援　126

行動変容　125

高尿酸血症　4, 8, 72

高齢者　5, 8, 110

　　──高血圧　12, 29, 42

　　──脂質異常症　10, 29, 57

　　──総合機能評価　32, 50

　　──糖尿病　14, 28, 47

　　──の医薬品適正使用の指針　101

互助　126

骨折リスク　29

さ

サクセスフルエイジング　111

サルコペニア　14, 47, 49, 65

サルコペニア診断基準　31

サルコペニア肥満　65, 89

サルコペニア・フレイルの評価法　30

歯科医　130

歯科衛生士　130

持久的体力　87

脂質異常症　3, 6

脂質低下療法　57, 59

私的支援　126

社会的役割　125

社会福祉士　129

重症低血糖　47, 50, 51

受動喫煙　95

生涯現役　110

障害者総合支援法　126

消化器症状　52

情報共有　118, 119, 120, 130

ショートステイ　142

食事摂取量の減少　24

処方の単純化　53

処方見直し　103

腎機能評価　50

心疾患　74, 82

腎臓病　83

身体活動量　49, 66

身体的フレイル　25, 68, 147

心理社会的ストレス　98, 125

心理的支援　130

睡眠　98

　　──障害　98

スタチン　57

スルホニル尿素薬　28, 50

生活機能　50, 125

生活習慣指導　118

生活習慣病　2, 19, 28

精神的フレイル　47

生理的老化　18

積極的支援　135

セルフケア　113, 141

せん妄　24

臓器障害　19, 30

ソーシャルワーカー　128

続発性脂質異常症　58

た

退院支援看護師　128

大血管症　47

体重減少　49, 80, 146

多血管病　21

多剤服用　30

多職種連携　114, 118, 127, 139, 143

脱水症　23, 24

多面的フレイル　136

多要素の運動　49, 50

短期集中リハビリテーション　140, 142

タンパク質　49, 61, 83

地域資源　126

地域包括ケアシステム　118

地域包括支援センター　128

チーム医療　50, 61, 96

治療参画　130

治療の単純化　50, 53

沈下性浮腫　25

通所リハビリテーション　142

低栄養　25, 47, 49, 81

低栄養のリスク　49, 83

デイケア　142

低血糖　47, 55

転倒　44, 47

　　——リスク　45

動機付け支援　135

糖尿病　3, 5, 47, 81, 124

　　——性神経障害　49

動脈硬化症　20

動脈硬化性疾患　11, 58

動脈硬化性心血管疾患　64, 87

特定健診　118, 134

特定保健指導　134

トリグリセライド　10

な

内臓脂肪　2

　　——蓄積　4, 64

　　——面積　64

ニコチン依存　96

日常生活支援総合事業　127

日常生活動作　47, 141

乳酸アシドーシス　52

入所サービス　140

入浴　98

認知機能　50, 141

　　——障害　47, 51

認知症短期集中リハビリテーション　140

認知・生活機能質問票　54, 55

は

白質病変　13

ビタミン　49

非定型的　20

否定的な感情　130

肥満　4, 7

　　——症　64

病的老化　18

フォーマルサポート　126

不活発　25

腹部膨満感　52

服薬アドヒアランス　29, 52, 102

――低下　51

服薬支援　108

服薬指導　106

フレイルインデックス　32

フレイル予防　14, 138

包括的リスク管理　60

放屁　52

訪問リハビリテーション　140

保健指導　132

ポリファーマシー　101

ま

ミネラル　49

メタボリックシンドローム　4, 7, 64, 68, 72

メトホルミン　50, 52

目標下限値　55

問診　36

や

抑うつ　24

薬剤管理　113

薬剤起因性老年症候群　106

薬物代謝能力　30

薬物有害事象　101

薬物療法　50

有酸素運動　87

ユマニチュード　115

予備能　18, 30

ら

ライフスタイル論　112

リハビリスタッフ　130

臨床心理士　130

レジスタンス運動　49, 61, 88

老化　18

老年症候群　14, 32

フレイル対策シリーズ ④
生活習慣病と健康長寿・フレイル対策

2021 年 2 月 10 日　第 1 版第 1 刷発行©　　　　　　定価（本体 3,000 円＋税）

監修者●葛谷　雅文
楽木　宏実
編集者●荒井　秀典
発行者●鯨岡　哲

発行所　株式会社　先端医学社
〒103-0007　東京都中央区日本橋浜町 2-17-8
浜町平和ビル
電　話（03）3667-5656（代）
ＦＡＸ（03）3667-5657
http://www.sentan.com
E-mail：book @ sentan.com
振　替　00190-0-703930
印刷・製本/三報社印刷株式会社

乱丁・落丁の場合はお取替いたします.　　　　　　　　　　　Printed in Japan

ISBN978-4-86550-457-6　C3047　¥3000E